U0595206

LAONIAN XIGUANJIE GUXINGGUANJIEYAN DE ZHENDUAN YU ZHILIAO

老年膝关节骨性关节炎的诊断与治疗

主编 ◎ 韩立平等

汕头大学出版社

图书在版编目（CIP）数据

老年膝关节骨性关节炎的诊断与治疗 / 韩立平等主编. —— 汕头：汕头大学出版社，2019.9
ISBN 978-7-5658-3055-6

Ⅰ. ①老… Ⅱ. ①韩… Ⅲ. ①老年人–膝关节–关节炎–诊疗 Ⅳ. ①R684.3

中国版本图书馆 CIP 数据核字(2018)第 290367 号

老年膝关节骨性关节炎的诊断与治疗
LAONIAN XIGUANJIEYAN DE ZHENDUAN YU ZHILIAO

主　　编：韩立平等
责任编辑：宋倩倩
责任技编：黄东生
封面设计：王思琪
出版发行：汕头大学出版社
　　　　　广东省汕头市大学路 243 号汕头大学校园内　邮政编码：515063
电　　话：0754-82904613
印　　刷：朗翔印刷（天津）有限公司
开　　本：710mm×1000mm　1/16
印　　张：12
字　　数：230 千字
版　　次：2019 年 9 月第 1 版
印　　次：2019 年 9 月第 1 次印刷
定　　价：68.00元
ISBN 978-7-5658-3055-6

版权所有，翻版必究
如发现印装质量问题，请与承印厂联系退换

主编简介

　　韩立平，男，1975 年生，山东枣庄人，大学本科，现于山东枣庄市立医院关节运动医学科工作，主治医师。从事骨科临床、教学工作二十年，擅长髋、膝关节疾病的诊断与治疗，对股骨头缺血性坏死、膝关节骨性关节炎阶梯化治疗等有丰富的临床经验，曾获市级科技进步一、三等奖各一项，于国家级、省级杂志发表论文多篇。

《老年膝关节骨性关节炎的诊断与治疗》
编 委 会

主　编

韩立平　渠立振　王洪波　孔　伟　王奉超

副主编

张　武　张　仟　张爱军　吴振嵩
高　青　姜建军

编委会名单

韩立平　山东省枣庄市立医院

渠立振　山东省枣庄市立医院

王洪波　山东省枣庄市立医院

孔　伟　山东省枣庄市立医院

王奉超　山东省枣庄市立医院

张　武　山东省枣庄矿业集团枣庄医院

张　仟　山东省枣庄矿业集团东郊医院

张爱军　山东省枣庄市山亭区人民医院

吴振嵩　山东省枣庄市立医院

高　青　山东省枣庄市立医院

姜建军　山东省枣庄市立医院

前　言

　　骨关节炎是指人体关节的炎性疾病，病因不同，但有相似的生物学、形态学和临床表现。该病不仅产生关节软骨损害，还累及软骨下骨质、韧带、关节囊、滑膜和关节周围肌肉，最终发生关节软骨退变、纤维化、断裂、剥脱及整个关节面的损害,导致长期疼痛和功能障碍。而在所有原发性骨关节炎发病的危险因素中，年龄是最明显的危险因素之一。调查表明,膝关节炎的发病率在25~34岁的人群中为0.1%,而在65~74岁的人群中高达10%~30%，大于75岁人群则超过30%。可以预见，随着人口老龄化程度的加重，老年膝关节骨关节炎患者的数量也将随之明显增多。

　　膝关节骨性关节炎的诊疗在近几年以来发展很快，随着膝关节镜技术的应用和人工全膝关节表面置换术的普及，膝关节疾病的诊断及治疗又翻开了新的一页。本书着重描写了在非外伤情况下老年膝关节骨性关节炎的发生、发展、转归以及诊断治疗，综合了近几年来膝关节外科的最新医疗文献，对于一些近年来发展的新的检查方法及治疗手段进行了详细的描述，希望对广大读者能起到辅助和参考作用。请广大读者及同行批评指正。

编者

目　录

第一章
骨关节炎的定义与分类

以关节病变、疼痛、骨质疏松、外伤以及先天性残疾为主的肌肉骨骼病变，是导致长期疼痛和功能障碍最常见的原因。1998 年 4 月，为了改善全世界范围内受骨骼肌肉病变所困扰的人们的生活质量，一项"骨与关节十年（2000~2010）"的全球性运动在瑞典启动。我国将 2002~2011 年确定为中国的"骨与关节十年"，即"中国骨骼与关节健康十年"。

第一节　骨关节炎的定义

骨关节炎（osteoar thritis，OA），又名骨关节病（osteoar throsis）、退行性关节病、肥大性关节炎、老年性关节炎、软骨软化性关节病等，是一种常见的风湿性疾病。在影响女性健康的疾病"排行榜"中，骨关节炎列居第四位，而在影响男性健康的疾病中列居第八位。

目前，全球人口中大约有 3.55 亿人罹患骨关节炎；在亚洲，每 6 人中就有 1 人罹患骨关节炎。

早在 1986 年的美国国际骨关节炎研究会议上，专家学者对骨关节炎做出了一个包括临床表现、病理生理、生化及生物力学等改变的定义。临床上，骨关节炎病以关节疼痛、压痛、活动受限、骨摩擦音、时有渗出及不同程度的局部炎症表现，而对全身健康无影响为特征。病理上，以不规则软骨损害、负重区域的软骨下骨硬化、软骨下囊肿、边缘骨赘增生、干骺端血流增加及不同程度的滑膜炎为特征。

组织学上，早期以软骨表面碎裂、软骨细胞增生、软骨面纵向裂开、结晶沉积，以及同时存在的软骨修复、骨赘增生为特征，晚期出现软骨的彻底破坏，表现为软骨硬化、软骨消失及软骨下局灶性骨坏死。生物力学上表现为关节软骨的可伸张性、抗压力、抗剪切力及软骨通透性降低，软骨水分增加、过度肿胀，软骨下骨硬化。生物化学上的改变表现为蛋白聚糖的含量（浓度）下降，其分子大小和聚集度改变，胶原纤维的大小、排列以及基质大分子的合成和降解均出现异常改变。

8 年后，即在 1994 年的又一次美国骨关节炎研讨会上，对骨关节炎作了较为简明的定义：骨关节炎是一组有不同病因但有相似的生物学、形态学和临床表现的疾病。该病不仅发生关节软骨损害，还累及整个关节，包括软骨下骨、韧带、关节囊、滑膜和关节周围肌肉，最终发生关节软骨退变、纤维化、断裂、溃疡及整个关节面的损害。

这一新的定义不仅在文字上较前者精炼，而且强调了骨关节炎不只是单一组织的疾病。骨关节炎涉及关节所有的组成部分，包括关节本身及其周围所有的组织。总之，骨关节炎的病理特点为关节软骨进行性变性，关节软骨损伤、破坏，关节边缘和软骨下骨反应性增生，骨赘形成。

主要临床表现为缓慢发展的关节疼痛、僵硬、肿大伴活动受限，严重者导致关节功能障碍甚至出现残疾。然而，长期以来，骨关节炎的治疗效果不尽理想，医师和患者对此的态度也不甚积极。大多数人依旧认为，药物及其他综合治疗难以控制或不能明显改善骨关节炎的临床症状、病程及发展。随着"骨与关节十年"活动的开展，在全世界范围内，通过医学界对骨关节炎病理生理机制、药物治疗学等的深入研究，公众对骨关节炎概念的正确理解，以及药物、理疗、手术等各种治疗方法的采用，必将明显缓解骨关节炎患者的关节疼痛，改善关节功能，降低伤残率，提高生活质量。

第二节 骨关节炎的分类

根据有无局部和（或）全身性致病因素，可将骨关节炎分为特发性（原发性）和继发性两类。原发性骨关节炎是指以目前方法不能查出发病原因的骨关节炎。骨关节炎的全称与缩写混用，无规律、规则可循，显得随意、零乱。原发性骨关节炎可分为局部性和全身性两类。全身性骨关节炎定义为3个或3个以上关节受侵犯而发生骨关节炎的病理学改变。

然而，在实际的临床工作中，由于很难根据以上的定义对某个患者或人群做出明确的诊断，所以仍然采用传统的诊断标准，例如，依据患者是否有骨关节炎的X线表现对其进行诊断。但是，以X线表现作为骨关节炎的标准诊断，有一定的局限性。

第三节 中国骨骼与关节健康十年

2002年10月12日，在原国家卫生部的大力支持下，中华医学会骨科分会与卫生部医药卫生科技发展研究中心在北京人民大会堂成功举行了"'中国骨骼与关节健康十年（2002~2011）'行动"启动仪式。会前，时任中华医学会骨科分会主任委员的邱贵兴教授代表中华医学会骨科分会及《中华骨科杂志》在"骨骼与关节健康十年"宣言书上签字，宣布正式加入此项行动。

原卫生部副部长黄洁夫在会上正式宣布中国政府支持"'骨骼与关节健康十年'行动"，并代表卫生部宣布2002~2011年为中国骨骼与关节健康十年。"骨骼与关节健康十年"行动的发起人、瑞士著名骨科医生LarsLidgren教授等国内外著名的专家学者与会并发言。国内外诸多媒体对该项活动作了报道。

在会上，原卫生部黄洁夫副部长指出，目前，就全球而言，骨质疏松症、骨关节炎、类风湿性关节炎、背痛、脊椎病、骨折等影响千百万人的生活，其中又以关节疾病最为常见，全世界大约有3.55亿人罹患各种关疾病。在中国，关节炎患者估计有 1 亿以上，病情严重的甚至造成了终身残疾。这些疾病都是急待攻克的医学难题，是国际性的课题。

"'骨骼与关节健康十年'行动"是一项由医师、科研工作者、患者和社会团体共同参与的活动，以"增进患有肌肉与骨骼疾病患者的健康，进一步改善他们的生活质量"为目标，提高对骨骼和关节疾病的认识，促进预防和治疗方法的研究与开发。"'骨骼与关节健康十年'行动"是原国家卫生部 2001 年启动的"卫生部关节炎防治教育计划"的重要组成部分。这一行动在中国的顺利开展，对于促进我国关节炎疾病基础和临床研究水平的提高，做好关节炎疾病的预防、诊断和治疗工作，改善人们的基本生活条件以及延缓人口老化等具有重要意义。

第二章
骨关节炎流行病学

第一节　骨关节炎发病率

在所有的特异性关节疾病中，骨关节炎是最常见的退行性病变。骨关节炎的发病率随年龄而增加，X线普查结果发现：15~24岁年龄组有骨关节炎X线表现者为10%，≥55岁年龄组有骨关节炎X线表现者高达80%。女性多见，女:男=2:1。但并非所有的人均有症状，有症状和活动障碍者只占1/8左右。一般认为，10%~20%的人因疼痛而影响关节运动。≥65岁人群的发病率达68%。

膝关节骨关节炎是影响老年人运动和造成慢性残疾的首要原因。然而，由于诊断上的困难，目前对骨关节炎发病率的估测还不大确切。另外，由于缺乏长期随访的资料，以及确认骨关节炎起病的困难，因此难以得到实际发病率的估测值。

骨关节炎侵犯的关节部位及发病率与患者的职业、生活方式及遗传因素有关。例如，矿工中髋和脊柱骨关节炎发病率高，而采棉工人的手和颈椎骨关节炎颇为常见，其他如气泵/钻操作者和棒球投手的肩和肘关节、芭蕾舞演员的踝关节、拳击手的掌指关节以及篮球运动员的膝关节骨关节炎发病率较高。

　　年龄是骨关节炎发病原因中最重要的危险因素。人口统计学趋势表明，到2020年，受关节疾病影响的人群将增加50%，全世界将有5.7亿人受到骨关节炎的困扰。我国社会的发展渐渐进入老龄化社会。中国老龄协会提供的数据表明，目前，中国已成为世界上老年人口最多的国家，60岁以上的老人约有1.5亿，到21世纪中叶将达到4亿左右。因此，我们将面临骨关节炎发病的普遍流行时期，对该病的研究十分重要和迫切。

　　在我国，16岁以上人群中骨关节炎的患病率为9%~10%，50岁以上和70岁以上人群中骨关节炎的患病率分别为50%和80%；在65岁以上慢性疾病患者中，有一半以上为罹患骨关节炎的患者；患者总数约1亿以上，并有不断增长的趋势。而在上海市，一项13岁以上万人社区健康普查表明，骨关节炎的患病率为13%。

　　上海市老龄科学研究中心于2003年3月27日公布的"上海市2002年老年人口信息"显示，截至2002年年底，全市户籍人口1 334.23万，其中80岁及以上老年人口35.28万，占总人口的2.64%，占老年人口的14.14%。对1996~2002年的老年人口数据分析显示，上海户籍人口的高龄化速度大大高于人口老龄化的速度。上海市老年人口的迅猛增长，反映了我国老年人口增加的现状，预示着骨关节炎的发生将更为普遍，有临床症状的患者将会越来越多。

第二节　骨关节炎发病的危险因素

　　目前，流行病学研究已明确骨关节炎发病的几个危险因素。研究提示，骨关节炎与外伤、炎症、衰老、代谢和免疫等多种因素有关，但其确切发病机制至今未明。需要面对日益增长的骨关节炎发病率，应认识到骨关节炎并非无法医治，而是可以治疗的。

一、年龄、性别和种族

　　在所有的原发性骨关节炎发病的危险因素中，年龄是最明显的危险因素。任何关节的骨关节炎发病率均随年龄而增长。可能是因为：①骨关节炎的发展进程非常缓慢，以致在生命早期遭受过损伤的关节在数年后才出现骨关节炎改变。②随着年龄的增加，关节的生物力学发生改变，导致骨关节炎。具体机制可能是供应关节的血流进行性减少，使得骨与软骨连接处的重建率下降，这种形态学改变既干扰软骨的营养，又改变负重的分布，使得先前不负重的软骨区域承受较大的应力。此外，老年人由于神经系统感觉传导功能减弱，就更易罹患骨关节炎。

二、创伤与反复的应力负荷

较大的创伤和反复的应力负荷也被认为是骨关节炎的重要危险因素。例如，三踝骨折的患者最终将发展成为踝关节骨关节炎。动物实验和临床研究均发现，前交叉韧带的断裂、半月板的损伤及半月板切除术后均将导致膝关节骨关节炎的发生。即使在受伤时没有关节软骨损害，但是只要关节不稳，关节软骨就会很快发生退变。避免膝关节的外伤，则可明显降低骨关节炎的发病率，降低的程度在男性可以达到25%，在女性达到15%。

由以前的职业或非职业因素引起的关节负荷过度，对骨关节炎的发病有明确的影响。病例对照研究发现，从事手提钻作业、船厂及煤矿操作的人，由于职业的关系容易导致骨关节炎。由于职业的因素，从事需反复跪、蹲及弯曲膝关节工作的人，以及从事举重物的职业或运动员等，膝关节骨关节炎的发病率均可增加。如果去除这些职业性发病因素的影响，则男性膝关节骨关节炎的概率将降低15%~30%。农民罹患髋关节骨关节炎的发病率较高，原因不是十分清楚。若肥胖加上体力活动，则膝关节的骨关节炎的发生率将会更高。

如将运动时发生的关节创伤排除在外，一些特殊的运动，特别是一些休闲的活动（而不是职业性的运动），与骨关节炎的关系不大，即这些运动并不增加骨关节炎的发病率。如果没有膝关节的外伤，长跑、跳跃运动并不增加膝关节骨关节炎的发病率。

因而，虽然运动需重复使用关节，即便如长跑运动，也不增加职业性运动中出现的关节损害机会。然而，由于缺乏较好的对运动的长期性回顾性研究，仍不能否认运动在骨关节炎发病中的可能作用。

此外，研究中选择性的偏差，如有些人因关节受伤而停止了关节运动等，还会引起研究结果的不一致。当然，运动强度和持续时间不完全一致，也是造成研究结果不一致的原因。

另一方面，由于足球、橄榄球、赛跑等运动项目的竞技性非常强，从事这些项目的运动员经常遭受关节损伤，因此与低碰撞或低强度运动项目相比，增加了骨关节炎发病的危险因素。

一项针对著名长跑运动员和网球运动员的研究发现，其膝关节和髋关节骨关节炎的 X 线表现增加了 2~3 倍。另外一项研究也发现，非著名的橄榄球运动员的膝关节骨关节炎 X 线表现率为 4.2%，而著名的橄榄球运动员为 15.5%，对照组则为 1.6%。进一步的研究认为，膝关节的高强度冲击负荷和损伤是膝关节骨关节炎发病的独特原因。对橄榄球运动员膝关节损伤及部分半月板切除术后随访 20~30 年的研究发现，25% 的前交叉韧带受伤的运动员发生了膝关节的骨关节炎；而该韧带断裂的运动员，则有 71%发生了膝关节骨关节炎。

另外，髌骨的反复脱位、髋关节的先天性脱位、骨坏死所致关节表面形态改变，都可引起骨关节炎。骨折后如果复位不好，使得关节面对合不全，亦会很快引起骨关节炎。轻微损伤是否会导致骨关节炎尚不清楚。关节软骨对剪切力的损伤有很强的耐受性，但反复冲击负荷易致高度受损。

反复冲击负荷会引起关节磨损，芭蕾舞演员的踝、篮球运动员的膝骨关节炎发生率高可能与此有关。正常行走便是一种反复冲击负荷的例子。行走时，膝关节所承受的应力是体重的 4~5 倍，下蹲时则为体重的 10 倍。非预期性冲击负荷，如路边失足、楼梯踩空，也是关节"原发性"退行性改变的重要因素。网状的软骨下骨，由于其具有可塑性，是缓冲冲击的主要结构，过度负荷可引起软骨下骨小梁微骨折，后者随着骨痂形成和骨重建而愈合。重建的骨小梁较正常软骨硬，冲击缓冲作用较小，结果使负重时关节面的均一性降低，冲击力将集中在关节软骨的某一部位而引起骨关节炎。

三、肥胖

体重的增加会使膝关节骨关节炎的发生率明显增加，而在髋关节则不明显。在 20 世纪 30 年代就有人发现，肥胖者有发生骨关节炎的明显倾向。另有一项 36 年的随访研究发现，超重青年发生膝关节骨关节炎的概率要高于非超重青年。髋关节骨关节炎的发病率似乎与体重无明显联系。

目前已证明，减肥能明显降低膝关节骨关节炎 25%~50% 的发病率，而对于髋关节则仅在 25% 左右。对于尚没有发生骨关节炎的人来说，减轻体重也能降低骨关节炎的风险。

对于平均体重的女性，体重减轻 5kg 即可减低 50% 发展成为膝关节骨关节炎的概率。另外，肥胖者脊柱和足部骨关节炎的发生率也较高，其发生概率和严重程度与患者体重和皮下脂肪厚度呈正相关。

肥胖不仅明显地增加负重关节所承受的负荷，也可引起姿势、步态及整个运动系统活动的改变。肥胖者膝部骨关节炎发生率高，且多数肥胖患者呈现膝内翻畸形。这样，负荷就集中到膝关节内侧部分的软骨上，所以肥胖者的膝关节内侧间室容易发生退行性改变。骨关节炎与肥胖的关系已经明确。

近来，苏格兰的科学家提出一种新的假设来解释骨关节炎发病机制。苏格兰阿柏丁大学的 Richard 医师及其同事注意到，以往研究主要集中于关节软骨，试图揭示骨关节炎的发病机制。随着对其他组织如骨、肌肉、韧带、关节囊等组织改变认识的积累，Aspden 等指出这些组织的改变也与骨关节炎有关，但并不是所有这些组织改变同时发生在受累关节。他们认为，对骨关节炎的解释需考虑所有组织的改变，以及骨关节炎与过量脂肪组织之间的密切关系。考虑到除维持上述组织的间质细胞具有共同的起源外，神经内分泌因素也具有调节骨质代谢的潜在作用。为此，他们提出一种假设：包括脂类代谢的全身性因素可以解释全身骨关节炎生理学改变的多样性。如果这种假设被证实，那么针对这一假设而采用新的药物治疗方法将对治疗早期骨关节炎有非常重要的意义。

四、关节周围肌肉无力

膝关节骨关节炎患者中股四头肌无力相当常见，一般认为是为了减轻关节疼痛而不使用疼痛的肢体所导致的失用性肌萎缩。然而，股四头肌无力也可以存在于无膝关节疼痛病史的膝关节骨关节炎患者中。在这些患者中，股四头肌的容积没有缩小而是基本正常，有时还增大（由于肥胖的结果）。

长期的研究提示，股四头肌无力不仅是疼痛的膝关节骨关节炎的结果，其本身也是导致关节结构损害的风险因素。对有些在开始检查时没有膝关节骨关节炎 X 线表现，而在 30 个月后却有明确的骨关节炎改变的女性患者，其伸膝力量明显小于那些未发展成为有 X 线表现的膝关节骨关节炎的女性患者。对膝关节出现骨关节炎 X 线的表现，不论有无膝关节疼痛的患者的性别、体重、年龄和下肢力量的分析发现，如果每增强膝关节的伸膝力量 10 1b/ft（1b=0.45kg，1ft=0.305m），则能使发展成为有膝关节骨关节炎 X 线表现的概率降低约 20%，出现膝关节骨关节炎症状的概率降低约 29%。如果肌力在男性增强约 20%，女性增强约 25%，则预计使得膝关节骨关节炎的发生率分别降低 20%~30%。

股四头肌对膝关节功能的保护作用，在于它是下肢主要的重力拮抗肌，并对控制行走摆动、减轻后跟产生的负荷起重要作用。除此之外，股四头肌在维持膝关节稳定性方面具有重要作用。因此，股四头肌无力常会导致膝关节的应力异常。目前，研究人员正在进行一项关于加强股四头肌的力量能否防止老年人膝关节疼痛的发生和关节损害的研究。

五、遗传因素

遗传因素与远端指节间关节骨关节炎（Heberden 结节）的发生有关。遗传机制涉及常染色体单基因异常，该基因受性别制约，女性占优势，使得此型骨关节炎在女性中的发生率比男性高 9 倍，也即女性 Heberden 结节的发病率为男性的 10 倍。近来发现，Ⅱ型胶原遗传基因缺陷可能是家族性骨关节炎的基本病因。母亲患有远端指节间骨关节炎的女性，其女儿出现骨关节炎结节的发病率较正常者高 2 倍。机制可能是女性呈性染色体显性遗传，男性呈隐性遗传。

六、骨密度（骨质疏松与骨硬化）

骨关节炎与骨质疏松之间似乎有相反的关系。有些骨关节炎患者的骨较同年龄的对照组人群的骨密度高得多，即使在远离骨关节炎关节的部位也会出现这样的情况。在某种程度上，骨的肥厚可以解释为何肥胖与骨关节炎有关。有人认为，软骨下骨尽管密度差一些，但是在吸收负荷上比正常骨质更好一些，因此导致传递到其上面所覆盖的关节软骨的应力也少一些。对支持这一假设的间接证据包括，骨硬化病患者的骨关节炎的发病率较预期高得多；较平均骨矿物密度高的人群，骨关节炎的发病率也高得多。

七、雌激素缺乏

骨关节炎的发病率不仅老年女性高于老年男性，而且髋关节和膝关节骨关节炎的发病率在女性 50 岁后（也即女性一般停经的年龄）有急剧升高、病情迅速发展的趋势。有些女性在这个年龄段发生进展性骨关节炎。这些现象提示停经后雌激素的缺乏增加了骨关节炎的发病风险。交叉对比研究发现了一致的结果，使用雌激素替代治疗后，髋或者膝关节骨关节炎的发病风险较没有使用雌激素替代治疗降低。报道认为，使用雌激素替代治疗的髋关节骨关节炎发病风险降低程度可达到 40%。长期的研究也表明，目前，雌激素服用者较未服用者发生膝关节骨关节炎的风险降低。当然，用雌激素的替代疗法来防治骨关节炎的发生，仍需进一步的随机对照组研究。

八、营养缺乏

研究表明，血液中活性维生素 D（25-羟维生素 D）浓度较低的男女人群比那些具有较高维生素 D 浓度的人群，发生进展性膝关节骨关节炎的风险上大大增加。一项对髋关节骨关节炎的 X 线的前瞻性研究也得出同样的结论。

不过，目前尚不知道维生素 D 对症状性的骨关节炎有何影响。研究表明，活性氧可能在骨关节炎发病中对关节软骨的损害具有一定作用。维生素 C 是食物中最主要的抗氧化剂，因而维生素 C 的缺乏也是骨关节炎发生的风险因素。如果维生素 C 的摄入低于正常的 1/3，则膝关节发生进展性骨关节炎和关节疼痛的风险性较高摄入者增加了 3 倍。但是，就如维生素 D 缺乏一样，一般性的维生素 C 低摄入也不影响膝关节骨关节炎的发生率。

九、免疫因素

骨关节炎发病中的免疫基因学因素逐渐引起人们的重视。Ramonda 检测了 47 例侵蚀性骨关节炎患者的 HLA-A、B 和 CRB1 位点。结果发现，HLA 抗原频率由高到低分别为 A2（34%）、B5（27%）、Cw4（26.7%）、DRB1011（23.4%）以及 DRB103（17%）。后两者的频率明显高于非侵蚀性骨关节炎（分别为 10% 和 0），提示侵蚀性骨关节炎患者可能存在免疫基因学基础。

十、软骨基质改变

关节软骨细胞外基质改变对大多数骨关节炎而言并非主要的致病因素，但在血色沉着症、Wilson 病、褐黄病性关节病、痛风性关节炎和 2-水焦磷酸钙（CPPD）结晶沉着症中，由于铁血黄素、铜、尿黑酸聚合物、尿酸盐结晶或 CPPD 结晶沉着而损伤软骨细胞，直接或通过增加基质硬度间接导致软骨退化。

十一、软骨细胞代谢活性改变

在某些情况下，出现骨关节炎软骨水分增加，I 型胶原蛋白增多，胶原蛋白纤维网格松弛、紊乱，蛋白多糖含量降低，透明质酸成分减少，聚合体和亚基体积缩小，聚合蛋白、硫酸角质素减少，硫酸软骨素比例增高，核心蛋白在多个部位中断等。

十二、炎症性关节疾病

骨关节炎本身一般不伴有滑膜炎，但骨关节炎中确实存在炎症。这种炎症可能是结晶体（钙磷灰石或 CPPD）引起滑膜炎或滑膜清除软骨破坏产物的结果。这种轻度的滑膜炎会导致关节囊增厚和纤维缩短，从而引起疼痛和肌肉痉挛。

继发性骨关节炎实际上是炎症性关节病（如类风湿性关节炎、细菌性关节感染、结核性关节炎）的一个后遗症。总之，骨关节炎的发病可能不是单一因素所致，而是以上多种因素相互作用的结果。

第三章
骨关节炎的发病机制

　　尽管骨关节炎最主要的病理变化发生于关节软骨，但不能简单地把骨关节炎仅仅看成一种关节软骨疾病。正如充血性心力衰竭可能是由于原发性心肌、心包或者心内膜病变导致的一样，该病也不是单一组织的功能衰竭，而是一个器官，即一个运动关节的功能衰竭。

　　骨关节炎的原发异常可以发生在关节软骨、滑膜、软骨下骨、韧带或关节周围的神经肌肉组织。然而，关节软骨损害是骨关节炎最明显的变化，因此了解正常关节中关节软骨的生理作用非常必要。正常关节软骨具有两方面的基本作用。

　　第一，关节软骨提供了一个极其光滑的承重面，使得在关节内对合的两个关节面之间发生现近乎无摩擦的滑动。

　　第二，关节软骨分散和传导负荷，防止关节内应力过度集中。

　　所以，要发展成为骨关节炎，需要具备以下的两个条件之一：

　　第一，尽管关节软骨和软骨下骨组织的机械性能正常，但关节的过度负荷将导致这些组织的病理改变。

　　第二，即使关节的负荷适当，但是组成关节的组织，如骨、韧带、关节周围肌肉等的性能下降，也将导致这些组织的骨关节炎的病理改变。

　　尽管关节软骨对关节反复滑动的耐磨性很好，但反复的冲击负荷将导致关节的退变。有些特殊的关节部位，由于职业或非职业的因素，关节承受过多的冲击负荷，则导致这些部位的骨关节炎发病率明显升高。早期进行性骨关节炎的关节退变一般出现在关节内负荷最大的部位。例如，在褐黄病患者，由于尿黑酸聚合物的增加导致软骨硬化；在骨硬化病患者，硬化出现在软骨下骨小梁而不是关节软骨。这两种情况均是由常见的全身性原因导致的严重骨关节炎。家族性软骨发育不良的患者由于编码Ⅱ型胶原基因的 cDNA 突变也可导致骨关节炎的发生，提示软骨基质代谢的缺陷在骨关节炎发病中起重要作用。

第一节　保护关节免受应力作用的机制

保护关节软骨免受应力的机制主要来自于维持关节稳定和运动的肌肉收缩力。正常行走时，通过膝关节传导的负荷为体重的 3~4 倍；而膝关节充分屈曲时，髌股关节面承受了 9~10 倍体重的负荷。

所以，对于人体来说，必须有一个合适的机制来保护关节，并能使关节承受正常的生理负荷。在正常生理负荷下，关节软骨发挥了极为重要的应力吸收和传导作用，使得关节免受损伤。

虽然就关节软骨的体积性能比来看，其拥有非常优异的撞击吸收能力，但是由于大多数部位的关节软骨的厚度仅为 1~2mm，因此对关节来说，这样薄薄一层的关节软骨面组织结构难以独自承担所有关节应力的吸收任务。在关节的保护、应力负荷吸收机制方面，需要有软骨下骨和关节周围肌肉组织的参与。

一、软骨下骨的被动性保护作用

正常情况下，在非负重状态，关节的对合面并非完全吻合。在负重时，关节发生"形变"，最大限度地增加关节软骨的接触面积，相应减少单位面积所承受的应力。加压流体静力使关节软骨发生形变，并使关节面无摩擦地滑动。然而，当负荷进一步增加时，单纯软骨形变不足以完全吸收应力负荷。此时，需要软骨下骨发生形变来协助吸收应力负荷。

实际上，在高负荷下，在减低应力方面，软骨下骨的形变较软骨形变更为重要。高弹性网状软骨下骨比软骨硬 10 倍，但较皮质骨要软得多，也是一个重要的负荷吸收组织结构。这些网状骨如一个柔韧的吸收能量的骨床，保护了上面覆盖的关节软骨。然而，如果负荷过度，软骨下骨小梁也会发生骨折。这些微骨折可通过骨痂形成而愈合、塑形。但是，由于这种塑形的骨小梁较正常骨小梁硬，这些软骨下骨的微骨折数量的明显增加则会破坏关节的正常功能。

在这种情况下，受负荷后，关节软骨和软骨下骨不能发生正常的形变，不能通过增加关节的接触面以减小负荷，应力在关节软骨面接触的部位集中，使得关节软骨受到损害。

在骨关节炎中，软骨下骨不仅对关节软骨起到机械性的保护作用，而且还起到代谢性的保护作用。例如，最近研究发现，骨关节炎患者的成骨细胞原代培养时的基质与无关节炎的成骨细胞原代培养时的基质相比，前者显著影响正常软骨细胞的糖胺聚糖的释放。对来自人的骨关节炎软骨下骨的成骨细胞原代培养液的分析显示，纤溶酶原激活因子（尿激酶）/纤溶酶系统的活性提高，胰岛素样生长因子-1 的水平也上升，这解释了上面的可能作用机制。

骨关节炎患者矿物质密度较同年龄段和性别的正常人高得多。在发生骨关节炎的关节，骨质的形成和吸收均增快，导致骨质硬度下降。然而，软骨下骨小梁的增加、骨小梁分散度下降和软骨下骨板的增厚，进一步导致骨关节炎患者关节内骨的总骨质硬度增加。在骨关节炎患者，软骨下骨的变化是先于还是后于其上面的关节软骨变化，目前尚不清楚。然而，即使软骨下骨的变化不引起软骨的损害，在骨关节炎患者的软骨破坏的进程中，软骨下骨的变化也起着十分重要的作用。

在对兔骨关节炎骨关节炎模型的研究中发现，软骨下骨损害变化先于关节软骨。在这一模型中，以能导致软骨下骨骨折的负荷作用于髌股关节，直到受伤后的 12 个月才发现关节软骨硬度的明显下降，而软骨下骨板在受伤后 6 个月即呈现明显的进行性增厚。在动物的骨关节炎模型中发现，软骨下骨板的增厚并不是初期的表现，而是伴随关节软骨进行性破坏的出现而同时出现。

对犬做前交叉韧带切除，诱导发生膝关节骨关节炎，以抗骨质吸收药物双磷酸盐治疗，则减缓了软骨下骨的改变，但是不影响上面覆盖的关节软骨的生化、代谢或者形态的改变。另外，尽管这些药物通过与骨吸收的协同作用抑制软骨下骨变化，但是它对骨赘的形成没有影响。因为骨的形成不与骨吸收的过程协同，而是发生在软骨内的骨化过程。

目前认为，软骨下骨硬化是骨关节炎的病因，而不是骨关节炎的后果。正常情况下，软骨基质内的合成和分解代谢酶活性相当，软骨基质的合成和分解保持动态平衡。罹患骨关节炎时，基质降解酶合成增加，动态平衡被破坏，基质降解速度超过基质合成速度，结果导致基质胶原和蛋白多糖丢失。

开始时，作为对基质胶原和蛋白多糖丢失的一种反应，软骨细胞增生与合成增加并产生了大量的蛋白多糖和胶原分子，以修复由基质胶原和蛋白多糖丢失引起的软骨破坏。但随着病情的进展，软骨细胞增生与合成的速度远远比不上软骨细胞降解的速度，最终导致骨关节炎。

二、肌肉的主动性保护作用

主动性的撞击吸收机制涉及肌肉的收缩和不做功状态下的关节运动。肌肉收缩则关节能活动。肌肉在发挥作用时，如同一个巨大的橡皮筋，当关节运动时，轻微的肌肉伸展转化为关节的较大伸展，肌肉在此过程中吸收了巨大的能量。在行走时产生的大多数肌肉的活动不是用来推进躯体，而是吸收能量以减慢躯体行进的速度。

当我们从高处或者凳子上滑落时，通常先脚尖着地，随足跟着地，接着原先屈曲的膝关节和髋关节开始伸直。在这一很平滑的动作中，我们的肌肉发挥反向的作用，通过它们来吸收能量。当踝关节背屈时，伸直腓肠肌—比目鱼肌；当膝关节伸直时，伸直股四头肌；当髋关节伸直时，伸直腘绳肌。通过这一机制所吸收的能量是非常巨大的。

事实上，正常行走时产生的能量非常巨大，足以撕裂膝关节的所有韧带；但在正常的关节活动中并未发生关节韧带的撕裂，由此足以说明关节周围肌肉的主动性能量吸收机制的重要性。

在无准备情况下，即使是轻微的负荷，对关节造成的损害大大超过了可预期防备的最大负荷。例如，当我们在下楼梯时突然踩空，从楼梯上滑落几个台阶，由于我们的肌肉没有预期或者顺应这种情况下的负荷，关节就会产生一个突然的、剧烈的摇摆，从而导致关节的损伤，甚至发生关节骨折。

通过神经肌肉结构反射，处理一个撞击负荷所需时间大约为 75ms。然而，在坠落时间很短的情况下，例如，从仅仅约 20cm 高处跌倒、滑落等，神经肌肉结构组织来不及做出反射性的保护性动作。在这种情况下，负荷直接传导到关节软骨和软骨下骨。

相反，从一个很高的高度坠落，则有足够的时间来启动相应的神经肌肉反射弧，通过关节周围肌肉的伸展和关节运动，吸收巨大的撞击能量，这样，关节软骨就受到了保护。

所以，肌肉萎缩（可以与骨关节炎伴发）和反射弧时间的延长（由于年老或者其他因素，如周围神经病变），则将降低这种撞击能量的吸收效应。在正常步态情况下，没有力的传导，当股神经被阻滞后，正常的负荷节律增加了 2 倍以上（约 150kg/s）。这提示在跟骨撞击前下肢不能减速，则可以导致瞬时的力的传导。在正常的个体情况下，小的肌肉运动的不协调，则导致下肢不能减速，可以在跟骨着地时产生突然的撞击负荷，高达 65kg/s。神经肌肉控制的微小不协调，是骨关节炎的一个危险因素，但仍需要进一步研究证实。

关节周围肌肉的收缩、伸展启动了关节的运动，但肌肉感觉功能，以及产生于肌肉并传导到中枢神经系统的本体感觉，在骨关节炎的形成中亦非常重要。研究数据显示，由于肌肉的失用性萎缩，或关节内的病变导致肌肉收缩的反射性抑制，引起关节周围的肌肉力量减弱，导致了关节的退变。在第二章中，我们讨论了股四头肌的肌力减弱可以是人膝关节骨关节炎的一个危险因素的最新研究证据。

Sharma 回顾性研究了在膝关节骨关节炎患者中存在本体感觉缺陷的证据。本体感觉受损害后，可以导致关节内的损害。研究发现，在单侧膝关节骨关节炎的患者中，本体感觉缺陷呈双侧性，提示潜在性的神经缺陷在原发性骨关节炎中的可能性。进一步研究发现，对犬的前十字韧带切除后，做同侧肢体的感觉传入阻滞，可加快对侧膝关节损害。

第二节　骨关节炎发病中的软骨丧失

关节软骨丧失是骨关节炎的关键病变。随着蛋白聚糖含量的下降，关节软骨逐渐缓慢降解。由于骨关节炎患者的蛋白聚糖、胶原、透明质酸合成速率均增加，使得组织的分解代谢活性特别高。尽管关节软骨的磨损是软骨丢失的重要因素，但是通常认为，蛋白溶解酶（组织蛋白酶）和中性金属蛋白酶（如基质溶解酶、胶原酶、明胶酶等）在骨关节炎关节软骨丢失中是最重要的。

关节软骨中胶原酶浓度随着疾病的严重性而增加，并被认为导致了基质胶原的破坏。尽管透明质酸的合成增加，但是关节软骨内的透明质酸的含量却下降，提示基质中的蛋白聚糖的降解加快。在特异性的透明质酸酶从关节软骨中分离出来之前，几种溶酶体酶已裂解了透明质酸和6-硫酸软骨素。

关节软骨的缓慢进行性丢失伴随胶原的丢失，可导致组织的抗压力和弹性功能丧失，组织的渗透性也有增加。关节软骨的水分含量增加，可引起基质内胶原纤维排列和大小发生变化。胶原的生化改变与软骨内的胶原网的缺陷是一致的，可能是由于这种将基质内的邻近胶原纤维粘起来的"胶水"被破坏所致。这种变化可能是骨关节炎中最早的基质变化，并且是不可逆的。

这种聚集能力的下降可能是由蛋白多糖单体中的透明质酸结合区域改变、透明质酸数量不足或连接蛋白不足所致。这种连接蛋白是一种稳定蛋白多糖和透明质酸之间相互作用的非胶原蛋白。不论是哪一种基础病因，蛋白聚糖不能在较正常的情况下被限制在胶原网内，这被认为是骨关节炎的最重要的病因。

有关这种现象的证据是明显存在的，例如在人类和动物模型的骨关节炎早期，均可以发现软骨的肥大性修复。所以，从这方面来讲，单纯把骨关节炎称为是退变性关节疾病是不确切的。许多研究认为，IL-1启动了骨关节炎中关节软骨的破坏。IL-1 是单核细胞（包括滑膜内皮细胞）产生的细胞因子，并且也能由软骨细胞合成。IL-1 能刺激潜在的胶原酶、基质溶解酶、明胶酶和组织纤溶酶原激活物的合成和分泌。

最近基因治疗的结果提供了 IL-1 在骨关节炎发病机制中的重要作用的间接证据。将 IL-1 受体拮抗基因转染至切除前交叉韧带后诱导的骨关节炎犬的滑膜内衬细胞，与单纯转染 LazZ 基因作为对照的骨关节炎对比研究，前者关节软骨的退变的严重性降低。

尽管尚不清楚中性金属蛋白酶、组织蛋白酶和纤溶酶（能激活潜在形式的中性金属蛋白酶）的合成和释放是否须由细胞因子，如 IL-1 或者其他因素（如改变了的机械应力）来激活，但是它们在骨关节炎关节软骨损害的发病过程中均起作用。纤溶酶原是纤溶酶的前体，可以由软骨细胞合成，或者通过滑液弥散进入软骨。基质金属蛋白酶的组织抑制因子和纤溶酶原激活抑制因子（PAI-1）均由软骨细胞合成，分别限制了中性金属蛋白酶和纤溶酶原激活剂的裂解活性。

在骨关节炎关节软骨中，活性酶的水平似乎是不平衡的，可以是正常关节软骨的几倍之多，而基质金属蛋白酶组织抑制因子的水平仅稍高于正常。常见的生长因子，如胰岛素样生长因子（IGF-1）、转化生长因子-β、碱性成纤维细胞生长因子，均启动修复过程，可以促使软骨损伤的修复愈合，或者至少稳定这种软骨损害。

这些生长因子调控软骨细胞代谢的分解和合成途径，不仅增加了基质和蛋白聚糖的合成，也下调了软骨细胞的 IL-1 受体的表达，降低了蛋白聚糖的分解。尽管胰岛素样生长因子的表达和合成在骨关节炎关节软骨中是增加的，在局部产生的 IGF-结合蛋白也是增加的，但组织对胰岛素样生长因子的反应是下降的。

磷灰石结晶与关节软骨退变的 X 线表现有很强的一致性，并且往往有严重的渗出，与没有这种结晶的骨关节炎患者比较，这种关节渗出要严重得多。

磷灰石结晶的出现是否是导致关节软骨损害的一种因素，尚不明确。然而，磷灰石结晶已被认为能在体外诱导滑膜成纤维细胞和软骨细胞的有丝分裂和前列腺素的合成，并且能够诱导基质金属蛋白酶的合成和分泌，引起组织的损害。磷灰石与 IL-1 和 TNF-α 在诱导人成纤维细胞分泌胶原酶中的作用一样，并且磷灰石与 IL-1 和 TNF-α 在增加基质金属蛋白酶的产生中有协同作用，提示磷灰石可能在骨关节炎的软骨损害发病机制中有一定作用。而磷灰石在其他伴有关节软骨损害的关节疾病和滑膜炎的患者，如类风湿性关节炎患者的关节滑液中并不存在，提示磷灰石在骨关节炎的发病中有特别重要的作用，我们不应将其仅仅视为一种表面的附带现象。在有些病例中，2-焦磷酸钙（CPPD）结晶沉积病可以导致快速进展性的关节损害，如 Charcot 关节病。

不论在骨关节炎的关节软骨损害存在何种发病机制，内环境稳定机制可以使关节在合理的生理功能状态下维持多年。然而，修复的组织并不能在受到机械应力后还如正常的透明关节软骨一样发挥生理功能。最终，至少在有些病例，蛋白聚糖的合成速度下降，软骨细胞不再能够维持基质，在晚期则发生骨关节炎，出现全层性的关节软骨厚度的丧失。

第四章
骨关节炎的病理学改变

　　骨关节炎的病理学改变包含炎症对关节的损害和关节对损害的反应两个方面。尽管在外观上，骨关节炎的明显改变发生在关节软骨的负重区域，但是骨关节炎并非关节软骨单一组织的病变，而是一个器官，即一个滑膜关节的病变，包括软骨下骨、滑膜、关节囊、韧带、关节周围肌肉、感觉神经末梢以及关节软骨都可能受到侵犯。

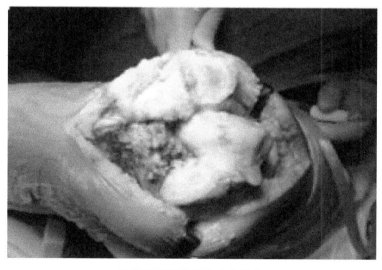

进展型骨关节炎的大体标本

骨关节炎的发病似乎可归咎于"关节的衰竭"。正如原发性心内膜、心肌和心外膜病变均可能导致心脏功能衰竭，都可能产生充血性心力衰竭症状一样，原发性的关节软骨、软骨下骨、滑膜或者关节周围肌肉病变或异常，也都可能导致关节功能退变，每一种组织病变都可以产生骨关节炎症状。

将膝关节从前方切开，髌骨翻向外，在髁间、股骨髁及髌骨表面均可见到广泛的骨质增生、关节软骨硬化及缺损。

骨关节炎的大体病理学特点：

· 关节软骨软化、原纤维形成，最终关节软骨丧失（在骨关节炎的早期阶段，软骨较正常增厚）

· 裸露骨的骨质象牙化

· 骨的重塑

· 骨赘形成

· 软骨下骨囊肿

· 滑膜炎

· 关节囊增厚

· 半月板退变

· 关节周围肌肉萎缩

对大多数骨关节炎病理变化的描述，强调了在骨关节炎中关节软骨有渐进性损害和功能丧失。正常情况下，关节软骨的完整性对维持正常的关节功能是必需的。正常的关节软骨包括两个方面的作用：

第一，提供了一个光滑的负重面，使得关节在活动时，两关节面之间几乎无阻力地滑动。关节软骨间的摩擦力只有两块冰块间摩擦力的1/15。

第二，关节软骨传导压力负荷，例如在行走时，当股骨撞击于胫骨时，并不发生骨的碎裂或者损坏。

软骨的营养来自：①正常滑膜分泌的正常滑液；②关节正常活动对软骨反复挤压，使溶质随滑液通过关节软骨基质弥散进入细胞，完成新陈代谢。

随着损伤时间延长，滑膜炎症成为关节软骨退变进展中最重要、最关键的因素。向关节腔内注射抗炎药物，消除炎症，就能减缓软骨退变进展。此时，光学显微镜下可见软骨陷窝变小，同源细胞群死亡，而 X 线片中关节间隙依然正常。

然而，在骨关节炎早期，关节软骨不薄，反而较正常增厚。关节软骨的水分含量增加，反映了关节软骨中的胶原网的损害，由此可导致关节软骨肿胀，同时伴有蛋白多糖的合成增加。蛋白多糖是一种基质大分子，对维持关节软骨的弹性有重要作用，使关节软骨具有抗压缩性能。基质中的蛋白多糖合成增加，显示软骨细胞的修复作用，同时也可以导致组织中总的蛋白多糖含量增加。因而，人类可以持续几十年处于骨关节炎的早期阶段，以关节软骨的肥大修复为特点。

随着骨关节炎病变的发展，关节表面变薄，蛋白多糖含量下降，导致关节软骨的软化。关节软骨的完整性丧失，形成垂直的关节软骨的裂隙（原纤维形成）。随着关节的活动，原纤维化的关节软骨逐渐磨损，暴露了关节软骨下方的软骨下骨。尽管有些部位为纤维关节软骨所修复，但其弹性和抗压力等机械力学性能均较原来的透明关节软骨差。正常成人关节软骨的软骨细胞一般不能再进行细胞分裂、复制及克隆。所以，最终结果使剩余的关节软骨中所含有的软骨细胞数量减少。

另外，尽管一般认为成人关节软骨没有血管，而骨关节炎患者毛细血管从关节软骨下骨质中穿入钙化的关节软骨内，甚至到达透明软骨。这种血管化使得有了一条通道运送体液介质如激素和旁分泌的一些细胞因子和生长因子等直接作用于关节软骨，有助于骨关节炎患者关节软骨的重塑。另外，由于这种血管经过骨和钙化的软骨，使得关节软骨的结构松散，减弱了关节软骨的结构，使其抵抗压力负荷的能力下降。并且，这种血管化形成了延伸至关节软骨的局灶性的微骨折。一些成纤维细胞长入这些区域，使得软骨变形，形成一种纤维软骨样的基质。

关节软骨的缺失是骨关节炎最典型的病理变化之一，而同时进行的骨的重塑和肥大也是骨关节炎的重要特征。在软骨下区域出现骨的生长，导致了可以在 X 线上见到的局部软骨下的骨硬化。关节软骨溃疡面下方一层骨的磨损、裸露，使得关节呈现出如磨光的象牙（骨质象牙化或骨质致密化）。除了软骨下骨小梁的微骨折，还可以出现骨囊肿。这些骨囊肿是局部骨质破坏的一种表现，在软骨面下方形成，削弱了对关节软骨的骨性支持。由于局部有微小骨折，通过这些微小骨折，滑液进入邻近疏松的骨质内，然后滑液周围被新骨包围，形成骨囊肿。新鲜骨囊肿内含疏松结缔组织，最终则产生纤维化。在有些患者，还可以发现囊肿与关节表面相通。当然，在多数病例中，囊肿不与关节表面相通。随着关节边缘软骨和骨质增生，最终可导致骨赘形成（骨刺）。骨赘形成后，改变了关节的外形，导致了关节运动的受限。然而，如果没有其他骨的改变，如软骨下骨囊肿或者骨硬化，骨赘更是一种年老的标志而不是骨关节炎的标志。

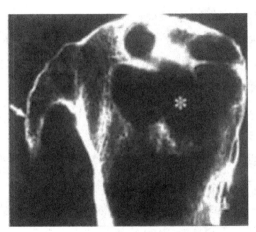

骨关节炎在 X 线上的病理学改变
软骨下骨囊肿及骨赘

　　软组织的改变包括一种不完全性的慢性滑膜炎，其病理改变包括内衬细胞的增生、淋巴细胞的浸润及血管周围的淋巴细胞聚集，在关节腔内还可以形成显著的绒毛，形如类风湿性关节炎。然而，与类风湿性关节炎相反，骨关节炎滑膜内衬细胞不侵蚀关节边缘的软骨，也很少在关节软骨表面出现血管翳浸润。从关节表面脱落的关节软骨碎片和坏死的骨质被滑膜包裹，随后被巨噬细胞（如异形巨细胞）和炎细胞浸润。

　　如果骨关节炎患者滑膜内出现大量的关节软骨和骨的碎片，提示这是一种迅速破坏的神经病性关节炎（Charcot 关节）。关节囊的增厚则进一步限制了关节运动。由于滑液的渗出，关节囊失去顺应性，形成了与关节腔相通的囊状结构。在这种情况下，可以形成一种所谓的"Baker 囊肿"。在膝关节骨关节炎的患者中常常存在这种囊肿。

韧带的变化与关节囊相似，并有血管扩张、组织水肿及蛋白多糖和胶原纤维合成增加。纤维组织增生，可累及神经束膜和神经内膜。这是骨关节炎患者关节慢性疼痛的一种病理学原因。另外，慢性的渗出使得侧副韧带扩张，可以导致关节松弛。这种机械性的不稳定将会导致关节表面的异常负荷，引起关节损害加剧。

在骨关节炎患者，关节周围肌肉的萎缩非常常见。有人认为这是失用性肌肉萎缩的结果，即患者为防止疼痛而避免使用患肢，从而导致的肌肉萎缩。另外，这种关节周围的肌肉萎缩也是由关节周围肌肉的作用长期受到抑制所致。即在这些患者，当关节周围肌肉收缩、关节活动时，关节疼痛的刺激经周围神经传导到中枢神经系统，反射性地限制了患者关节周围肌肉的最大限度的自主性收缩。由于关节周围肌肉对关节的稳定性有重要作用，这些肌肉的无力将导致关节稳定性的损害。

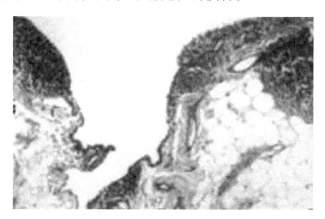

进展型骨关节炎的膝关节滑膜
表皮细胞增生，局部有淋巴单核细胞浸润

所以，在骨关节炎初期，关节软骨局部区域发生软化，其表面呈卵石花纹状纹理，继而发生软骨破裂；当破裂与软骨表面成切线位时，称为剥脱（flaking）。当破裂垂直于表面并向下延伸至软骨下骨上方，便称为原纤维变性。随着关节的运动，原纤维变性的软骨被磨损，露出下面的骨皮质层。与软骨改变相伴，在邻近软骨区域和关节边缘发生新骨形成，称为骨赘。骨赘可突入关节间隙、关节囊或向关节边缘的韧带附着处延伸。骨赘表面通常有一层新的透明软骨覆盖。在关节软骨被侵蚀部位，软骨下骨增生最明显。在这些区域，反复的运动使软骨下骨磨光而成为象牙样闪光的表面，这个过程称为"骨质象牙化"（eburnation）。关节边缘骨赘可能是由于软骨滑膜连接区的细胞受关节软骨破坏产生物的刺激而增生所致。但是，在没有关节软骨损伤时，骨赘亦可出现。此时，关节的机械不稳定性可能是导致骨赘形成的原因。

软骨下囊肿发生在骨质疏松区，常见于髋关节象牙化表面下方，在股骨和髋臼均可见到，在其他部位非常少见。病理检查显示骨坏死，受累区域骨小梁消失，骨髓呈纤维黏液样退行性变，囊腔内可见死骨、软骨碎片和非定形物，而囊腔往往有一层反应性新骨和纤维组织包绕。囊肿形成的机制可能为：关节承受的压力从关节间隙通过微骨折裂缝传输至软骨下骨的骨髓，压迫骨髓血管，导致软骨下骨死亡，死骨吸收后便形成囊肿。这种囊肿的囊腔内不含囊液，属"假囊肿"。

第五章
膝关节的生物力学研究

第一节　生物力学的一般概念和内容

一、生物力学概念

以力学的原理、概念来研究生物体的功能，同时运用数学演算、力学公式考察机体在静态和动态下存在的力学机理，以解释生物体正常和异常的解剖与生理现象，即称为生物力学。

生物力学应用于医学领域，以人体为主要研究对象，用它来研究人体维持平衡和运动情况，可知道不同组织结构之间主动和被动的相互关系后面的力学机理。对于临床骨科来说，可使医师们深入地了解运动系统——骨骼与肌肉疾病产生的力学方面的原因，同时根据运动器官的力学性能，决定正确的治疗方法，设计合理的假体进行弥补和替代。

二、生物力学研究范围

生物力学是力学原理在医学中的应用，当前发展很迅速，多数临床医生对它了解甚少，尤其是该学科研究中广泛应用的力学公式和复杂的数学运算过程较难理解。生物力学研究范围广泛，就其基本内容可以简述如下：

1.人体平衡和稳定性的维持

人体区别于动物的特点之一是可以稳妥地站立与维持姿势的平衡。当身体直立时，重力线通过躯体的着地点由头颅、躯干、四肢等部分的位置来决定。自然站立时，重力线正常情况下通过枢椎齿状突，经髋关节、膝关节与踝关节前落在足部中 1/3 之内。肢体活动后，上述关节位置相对变化，则身体直立姿势可遭到破坏。

身体的重心是维持平衡和稳定的条件之一。因不同年龄、性别和体型的个体差异，身体重心位置不同。无论是处于静态还是动态，重心的位置对人体活动的影响都很重要。决定身体平衡和稳定条件之二是支撑面。人体的重量由躯干传于两足，两足底所包括的地面即为支撑面。支撑面越大、重心位置低，躯干越稳定；如果人体取下蹲位，两腿分开，增加支撑面，稳定性能也增加。有人计算人体重心如上移达肘部水平，只需正常站立时的 1/10 作用力，即可使身体失去平衡而倾倒。

2.静态分析

静态分析着重研究人体在安静、非活动状态下人体重力线、重心位置及其变化所引起的稳定性问题；同时研究关节受力大小与接触面的关系，关节固定的条件，包括肌肉活动、韧带紧张性、张力和拉力、可活动部位组织的力的平衡等情况。

人体自然安静站立，各负重关节接触面最大并紧密嵌合（close-packed），体现了锁固状态（closing-apperance）。此时关节囊被拉紧，关节周围韧带、肌腱相当紧张，而作用于关节引起活动的肌肉收缩处于低张的收缩状态。关节固定状态为交锁作用的结果，相应负重关节都处于轻度过伸位，产生过伸扭力（extension-torgue）的作用。由于扭力的作用，关节相应两部分轻度交角而嵌合，如髋关节过伸可使扭力向后，膝关节过伸则扭力向前，加上踝关节的扭力的联合作用，使重力线稳固地落在支撑面内。

人体安静地站立，不是处于固定的绝对平衡之中，而是相对的，本身有不停地前后摆动。这种轻微的姿势摆动是韧带和肌肉张力的微小变化所造成的。如上所述，站立时下肢髋、膝、踝三关节呈交锁状态，体重负荷使关节呈轻度过伸。但是过伸往往造成重心后移，髋、膝关节等屈肌（如髂腰肌、腓肠肌等）与韧带（包括侧副韧带、交锁韧带）产生反应性活动收缩张力，有限制关节过伸的作用，从而防止重心的后移。

关节的这种过伸和限制过伸之间的动态平衡维持了安静的直立姿态。安静站立时，体重通过下肢落于足部，经重力传送作用于跟骨与第1~5跖骨小头。站立时，足弓内部肌肉基本上不活动。如纯粹以骨骼负重计算，足跟骨负载体重的80%，其余20%由跖骨小头负荷。实际上，跟腱的收缩力可以减轻跟骨的负荷，使重力经肌腱、筋膜传导，将负荷转达到跖骨小头，从而使跟骨和跖骨小头负重各半。由此可见，人体在维持平衡和静立位时，小腿和足（包括肌肉、骨与关节）起了甚为重要的作用。

3.动态分析

人体的动态力学分析与临床医学的关系密切，因为临床见到的运动系统损伤与运动功能恢复、假肢制造和安装等都需要以正常骨与关节的力学分析为依据。人体动态分析进展迅速，目前已确立一专门学科来研究，称为运动学（kinematics）。

运动学研究人体的活动，包括活动范围、行为及活动的径线与曲线，以力学的原理观察、分析和归纳，并通过数学运算加以总结。它的实际内容包括：人体行走活动，上下和跑跳运动以及各种活动姿态的研究。

人体行走时，从一侧足跟着地到该足再次着地为一个步态周期。它经历踩地负重和离地摆动两个步相，分别称作站立相（支撑期）和摆动相（摆动期）。行走活动靠着肌力和地面阻力的作用使人体向前移动，实质上这是人体平衡破坏和恢复的交替出现。行走时，站立相身体重心由足跟转移到足趾，特别是踇趾。此时膝关节直伸和踝关节背屈，距骨下有轻度内翻，股骨、胫骨连同距骨稍有内旋，整个下肢关节交锁嵌合。随着足的屈曲和外翻产生有力的一蹬，人体移动向前。这一连串活动，是由臀大肌、股部肌、小腿肌与足内在肌的协调收缩进行的。在摆动相中，因对侧足着地，摆动腿的髋、膝等关节屈曲，踝关节背伸，肢体处于完全腾空阶段；随后着地，关节又直伸恢复行走初起步状态。

上下运动的特点：支撑期持续时间较长，肌肉收缩活动较剧。向上运动，各关节伸肌收缩力增强；向下运动，屈肌力量相应增加。

跑活动特点：站立相和摆动相的交替加快，有两腿同时离地的腾空阶段，而代替了行走时双腿同时支撑阶段。跑时使用的肌肉与行走、上下楼梯时相同，只是收缩活动快而有力。跳跃活动特点：肌肉收缩更强有力，整个过程可分为，①准备阶段，②起跳阶段，③腾空阶段，④着地阶段。四个阶段具有各自的特征。

4.此外，关节软骨、骨、肌腱与韧带、肌肉等组织大体与细微结构的生物力学性状、功能活动中力学性质变化及运动系统病理现象的力学原理，等均属于生物力学研究范畴。近年来，对人工假肢、义肢的力学研究，使人工关节置换等治疗达到了卓有成效的阶段，都是生物力学研究的显著成就。

三、生物力学应用的基本力学原理

应用生物力学解释肌肉骨骼系统解剖与生理的正常与异常情况，常使用一些概念性的力学专用名词和定律。这些名词及具含义（包括简单公式、定律）是熟识和理解生物力学的基础。掌握了这些基本概念，或许可以使临床医生避开烦琐、复杂的力学数理演算，领会生物力学的分析方法。

（一）重力中心（center of gravity）

任何占有空间具有一定质量的物体均存在重力中心。人体的重力中心即重心在正常站立位时位于第二骶椎前，身体各部分也具有其重心与重心位置。人体运动时，改变躯体和肢体位置，重心位置不变。

（二）支撑面（base of support）

重心落在支撑地面上的作用面积称为支撑面。支撑面的大小决定了静态或动态的稳定性。

（三）压应力（compressive stress）、应变（strain）与弹性模量（elastic modulus）

小腿与足负重时，骨与软骨在体重负荷作用下受到挤压（compression），产生压力。在压力作用下软骨变形明显，坚硬的骨骼也产生微小的形变，以适应负荷状态。压力作用下的负荷除以截面积，得到的单位截面积的压力即称压应力，压应力单位常用牛顿/平方米（N/m^2）。通常讨论人工材料内部机械应力也使用这一单位名称。反映骨组织在压应力下的变形程度，用应变表示，计算方法是形变量除以原长度，用百分比表示。应力产生应变，两者关系密切。

这个关系可引入弹性模量概念，数值为应力与应变之比，可以说明不同组织的形变率，也即材料的强度。弹性模量越高，产生应变所需应力越大。

（四）张力（tension）

张力与压力属同一概念，都是直接施加于物体上的作用力，所不同的是作用方向相反。如果在小腿与足部做牵引，则骨与软组织均受张力作用（牵张力）。使用应力（张应力）、应变、弹性模量也可表示其张力变化情况，计算方法与压应力等相同。大多数材料张力与压力的弹性模量相等，但软组织的张力弹性模量大于压力弹性模量，而骨骼则相反。

（五）剪力（shear）

剪力产生于作用力的不同方向上，与物体移动方向不一致，可垂直也可成角。例如斜面骨折，骨在重力负荷下压力向下，在断端产生沿斜面滑动的作用力即是剪力。剪力的计算决定于作用力大小与成角度数。关于剪力可以同样引入应力、应变和弹性模量的概念。

（六）应力集中（stress concentration）

在骨与关节发生病理性变化的情况下，可出现明显的应力集中。膝关节半月板的弹性模量远较胫骨平台骨组织低，如果半月板变性，失去原来较大的应变功能，则在膝关节产生应力集中（在某些点上）现象，容易发生关节的退行性变。

（七）弯曲（bending）

在物体上施加偏心力或弯曲力矩使物体长轴弯曲。如在行走时足弓产生弯曲，此时凹侧（跖侧）受牵拉为张力，凸侧（背侧）受挤压为压力，足弓复原时牵拉与挤压受力位置对调。弯曲受力时离中位轴越远，所受应力越大（无论是张应力还是压应力）。

（八）向量（vector）与力的效应

作用力大小和方向可用图解表示，力与分力的图解表示即为向量。作用力的分解和合成（resolution of forees）使施力方向、大小与分力不一致，须具体计算。力的向量和效应受力学定律约束。

（九）旋转活动（rotary motion）与水平活动（translatory motlon）

旋转活动是关节活动的一种方式。在踝关节，胫骨在距骨上活动即是一种旋转运动。水平活动，如股骨髁在胫骨平台上的滑动。

（十）内力（internal forces）、外力（external forces）与活动轴（axis of motion）

内力常指体内肌肉收缩产生的力；而外力指的是外界施加于身体上的作用力。各部位肢体与肢体不同部位的活动都可以在关节内找到一个活动轴，用它可以反映肢体活动范围和运动方式。

（十一）定点（fixed point）

无论身体哪一部分的活动，总可以寻找一个固定点，作为运动的支点。定点对运动的分析、说明运动的形式都很重要。

（十二）牛顿定律（Newton law）

在生物力学中较为常用的牛顿定律有：

1.惯性（inertia）：物体在没有外力的作用下总保持静止或匀速运动状态。

2.牛顿第一定律：作用于一个物体诸力的合力为0时，物体可静止不移动。人体维持稳定自然站立位时，肌肉收缩合力应等于0。

3.牛顿第二定律：作用力与反作用力数值相等，方向相反。如要维持一个姿势和肢体位置，在一个力的作用下必存在另一个与它等值但方向相反的力。

四、生物力学在骨骼中的实用价值

生物力学综合了发生于生物体上的力学知识，对解决临床问题，尤其是骨科领域中的实际问题具有重要意义。

第一，经过力学分析，可以进一步明确运动系统，如骨、软骨、肌腱、韧带与肌肉的物理性质，加深对运动系统各组织解剖和生理功能的了解。

第二，揭示人体维持静态与动态姿势的机理，分析身体各部位运动与受力情况，进一步明确人体结构形态与功能的统一。

第三，运用力学分析方法，进一步解释运动系统疾病产生的病理机理和结构变化，指导临床治疗实践。

第四，在明确运动系统解剖与生理的力学原理基础上指导人工生物材料的研究，对人工假体、义肢安装和肢体疾病康复训练，有直接指导意义。

第五，掌握了骨与关节的力学数据，无疑为对病变严重程度的估计和疗效评定增加了一种有效、可靠的客观指标。

在本章中，我们将从讨论膝关节各主要组成部分的材料学特点入手，进而分析膝关节的运动特征，再了解膝关节的受力情况及其稳定性的维持。希望骨科医生在阅读此章之后，能对膝关节的材料学、运动学和动力学的基本概念有一个整体认识，从而对临床工作有所助益。

第二节　膝关节的材料学

构成膝关节的材料包括骨、关节软骨、软组织（韧带、半月板、关节囊、脂肪垫等）以及关节液。这些材料的组成成分不同，结构特征不同，力学性能必然存在很大差异，而这些差异恰恰是与其各自的生理功能相适应的。

一、基本概念

从生物材料学的角度来看，构成膝关节的上述材料都属于生物黏弹性体。其中，除了关节液属于黏弹性流体外，其他材料均属于黏弹性固体。

黏弹性是一个复杂的材料学概念。用一个简单的例子，可以帮助我们建立初步的印象：取一团未经交联处理的聚硅酮（一种黏弹性高分子材料），用双手将其慢慢扯开（低频状态），聚硅酮可像面团一样被分开，并拉出长丝（黏性）；如果用双手迅速将聚硅酮揉成一团，并将其掷向地面（高频状态），则聚硅酮团可保持其形状并像皮球一样弹起（弹性）；倘若重新将这个"皮球"置于手掌（或平面）上，片刻之后它便又会软瘫下去。

在膝关节，脂肪垫的运动特征与此极为类似：低速运动时，柔软的脂肪垫顺应性变形填充于关节腔内；高速运动时（急速起动或急停），脂肪垫因受到周围筋膜的快速牵张和膝内压突然增高的挤压作用而形成较硬的弹性垫。

脂肪垫的这种特性对运动的缓冲和关节的稳定性有重要意义。由此可见，黏弹性是一类材料的属性（行为），此类材料的力学性质呈明显的时间依赖性和过程依赖性。换句话说，其力学性质与诸如先前加载和延伸的历史、加载速度以及加载持续的时间等因素有关。黏弹性材料不同于弹性材料，其力学行为不服从虎克定律，即其应力与应变不成线性关系。一般来说，黏弹性具有以下三个特点：

第一，应力松弛（relaxation），指当物体发生应变时，若应变保持一定，则相应的应力将随时间的延长而下降。

第二，蠕变（creep），指当应力保持一定时，物体的应变随时间的延长而增大。

第三，滞后（hysteresis），若对物体做循环性加载和卸载，则加载时的载荷-变形曲线（或应力应变曲线）与卸载时的载荷-变形曲线（或应力-应变曲线）不重合。对一次加载-卸载过程而言，加载曲线和卸载曲线构成一个封闭的环（滞后环，hysteresisloop）。黏弹性物体的材料学特性颇为复杂。本章不准备深入叙述黏弹性理论，仅对与临床关系密切的材料学特征作简要介绍，并列举某些实验结果供临床参考。

二、骨组织的材料学特征

骨是由胶原纤维和羟磷灰石组成的复合材料，具有优异的力学性能。骨的几何形状、纤维与基质的联结、纤维联结点的构造等因素，都会对骨的力学性能产生影响。骨的形态是长期自然进化的结果，并且符合功能适应性原理，即自然进化的趋向是用最小的结构材料来承受最大的外力。

长骨骨皮质的离心性排列和松质骨的三维桁架结构等都是这种功能适应性的结果。骨区别于其他工程材料的最大的一个特点在于它是一个有生命的器官，在活体内不断地进行新陈代谢。应力对骨的改建、生长和吸收起调节作用，应力过高或过低都会使骨逐渐萎缩。除了应力的影响外，骨的再造还与压电效应、钙的生化活性以及内分泌的调节机制等有关。

三、关节软骨和半月板的材料学特征

关节软骨和半月板的材料组成包括有固态物质（占湿重的 20%~40%）和水（占湿重的 60%~80%）。固态物质中，胶原纤维约占总量的 60%，蛋白黏多糖占 40%，还有占不到 2% 的软骨细胞。这一组织结构应视为一种双相性材料：多孔的、有通透性的且由纤维增强的固体相和自由流动的液体相。实验证实水分与离子可在流体静压或渗透压梯度的作用下，在整个多孔通透的固体相中流动。水与离子亦可由于软骨组织承受压缩或拉伸载荷而在组织中流动。固体基质对液体在组织内流动可形成巨大的摩擦阻力。这种由一相向另一相传递载荷的方式深深地影响了组织的力学性能。实际上，这正是理解关节软骨和半月板在膝关节中的功用的最基本要点。

在关节软骨，大多数胶原纤维是 II 型胶原纤维。相对于 I 型胶原纤维而言（后者是肌腱、韧带、半月板、骨及皮肤的主要组成成分），II 型胶原纤维更细，从而也就更易于分布于较宽阔的范围内。由于胶原纤维的长细比（长度/直径）很大，它们很少或几乎不提供抗压强度。然而，无论是 I 型还是 II 型胶原纤维，均有良好的抗拉（张）性能。

蛋白黏多糖的基本结构单位是氨基葡萄糖多糖（GAG）。蛋白黏多糖有很强的亲水性，因此在水溶液中溶解度较高。这一特点又因 GAG 分子总是带负电荷而变得更为突出，这导致以下重要结果：

第一，正离子如 Na^+、Ca^{2+} 被吸引来，以便中和这些负电荷；

第二，相邻的 GAG 链因带电相同而相互排斥，从而使分子在组织内能保持坚挺、伸直构型；

第三，带有许多小离子的 GAG 浓缩液试图通过渗透作用而进行自我稀释。

这种浓度梯度是导致软骨外的水分扩散进入组织内的动力。然而由于胶原纤维网的存在，限制了蛋白黏多糖过分膨胀，也使得基质受到渗透性膨胀压（约为 0.35MPa）。所以，即使没有外界压力作用于软骨，胶原纤维也会由于这一蛋白黏多糖膨胀压的作用而处于紧张状态。向软骨表面加压时，软骨会立即发生变形。这一变形主要是由于蛋白黏多糖分布区的形状改变引起的。

此外，由于外界压力的影响，使软骨的内压超过膨胀压，导致液体流出组织。同时，因水分丧失使得蛋白黏多糖溶液的浓度增加，从而又使其膨胀压增高。这个过程继续下去，直到最后膨胀压与外界压力相等为止。在此过程中，液体流出的速度受组织的压力差和通透性控制。

通透性是指液体通过由多孔性物质构成的固态基质所形成的摩擦阻力。它有两个主要的力学意义：

第一，作用于材料一侧的压力大于另一侧的压力时，由于压力梯度的作用，多孔材料基质内的水分可被推出；

第二，当外界压力作用于材料两侧时，由于材料受压变形，内部压力升高，亦可驱使内部的水分排出。

对于软骨来说，其组织的通透性取决于蛋白黏多糖和胶原蛋白分子这两者分布范围的大小及复杂程度。一方面，随着 GAG 浓度增加，软骨的通透性降低；另一方面，随着压力和变形的加大，软骨的通透性也会降低。由此看来，软骨具有一种力学的反馈调节机制，以防止其中的液体过多外流。这个生物力学调节系统，对于组织的营养供应、关节的润滑、负载及抗磨损性能具有重要意义。

在病理情况下，由于机械压力和/或异常酶的作用，胶原–蛋白黏多糖基质的连续性受到破坏，胶原纤维网出现缺损，加之蛋白黏多糖大分子损失（如骨性关节炎者），软骨的通透性可较正常时增大。关节软骨对载荷呈现一种黏弹性响应。蠕变和应力松弛是软骨对载荷的典型力学反应。因此，关节软骨的材料特性在很大程度上取决于加载的速度和负载持续的时间。

已有实验证明，关节滑液在关节承载时，可起到关节软骨的界面润滑剂的作用，其润滑能力与滑液的黏度无关。在负载较重的情况下，滑液在关节面上的化学吸附作用对润滑起主要作用。但是当负载较轻或负载量值不定且有波动，而关节面相对运动速度又较高时，关节则很可能在第二类润滑机制即液膜润滑形式的作用下进行运动。

在液膜润滑作用时，起润滑作用的是一层厚得多（与界面润滑时润滑剂分子的大小相比较而言）的液膜，致使两个组件的相对面间有相当大的间隙。这样，相对面的负载就可通过液膜的压力得到支持。当组件不做相对运动时，如像流体静力学润滑那样，液膜内压可由外在的压力供应装置提供。如果相对面处于相切的运动状态，运动形式使液体聚成楔形，液体由于内摩擦产生较高的液内压，致使液体能挤入两面间的间隙，这就是所谓的流体动力学润滑。

如果相对面之间做相互垂直运动，在液体被从两面间隙间挤出的过程中，由于液体的黏度、惯性及内摩擦等因素而产生液内压。此时，尽管由于在负荷作用下液膜变得越来越薄，以致做相对运动的两个组件的表面终将发生接触，但这一挤压液膜润滑机制在短时期内足以承受较高的负载。

在挤压液膜润滑和流体动力学润滑时，液膜厚度、范围及其负载能力与润滑剂的流变学特征（如黏度）、液膜的几何形状（如相对面间隙的形状）以及组件的相对运动速度密切相关。如果相对面的材料较柔软（如关节软骨），液膜内的压力可使其接触的材料表面发生显著变形。此种变形有利于改变液膜的几何形状和液膜的接触面积，从而对润滑液溢出产生较大的限制作用，致使液膜更坚实，在间隙内停留的时间也更长，这种情况被称之为弹性流体动力学润滑。此种润滑方式可大大提高关节承受负载的能力。

由此可见，对于关节软骨这样一种多孔的、水饱和性的、具有通透性又相对柔软的结构，其润滑机制十分复杂。当关节运动时，负载区掠过关节面，压力致使液体自软骨内渗出，而渗出区恰在负载接触区的前下部，从而为运动提供润滑。负载高峰区通过后，该区软骨重吸收液体，为下一轮运动做好准备。被压出的液体量虽不大，但能增加液膜厚度，加强关节的润滑状态。

同时，上述机制迫使液体通过软骨基质进行循环，从而将营养物质带入软骨内以营养软骨细胞，在关节软骨新陈代谢过程中起着重要作用。此外，滑液中的某些大分子物质，特别是透明质酸蛋白复合体，在关节润滑机制中扮演重要角色。它们可被吸附于软骨表面，起界面润滑作用；亦有可能借助某种超滤作用，在关节表面形成一种高黏度的浓缩凝胶，对关节面起保护和辅助润滑作用。

半月板除了具有上述与关节软骨相似的材料特征外，还表现某些自身特点。这些特点与半月板不同于关节软骨的结构特征有关。

首先，半月板中的胶原纤维主要由较粗大的 I 型胶原纤维构成，其胶原纤维的排列方式也与关节软骨有很大差别。这种结构上的差别使得材料在承受载荷时，其内部应力分布方式明显不同。在关节软骨，当其受到应力作用时，其内部的胶原纤维可将应力转换为拉应力。

但由于软骨与骨的复杂的连接方式，在软骨下层存在拉、压和剪切复合应力传导。而在半月板，压力则被转换成环向的拉应力，即所谓"箍形应力（hoop stress）"，由其环形排列的强大的 I 型胶原纤维所承受。

其次，相对于关节软骨而言，半月板的厚度变化很大，其结构亦不均匀。这就造成半月板的不同部位之间力学性能上的差别。从总体上看，内侧半月板的中部和后部较为薄弱。

四、韧带的材科学特征

如前所述，韧带主要由 I 型胶原构成。其超微结构的特点与其所担负的生理功能密切相关。胶原纤维是由前胶原（precollagen）分子先聚集成微纤维（microfibril），再集合成亚纤维（subfibril），然后组成胶原纤维的基本结构单元——原纤维（fibril）。在偏光显微镜下观察，胶原纤维呈波纹状卷曲。此卷曲对韧带的生物力学行为有明显的影响。由于韧带的主要生理功能是抗拉伸载荷，故拉力实验是研究韧带力学性能的基本实验方法。最常用的手段是先制备骨韧带骨复合体试件（即试件包括所要测试的韧带及其两端所附着的骨），然后将试件夹持在拉力实验机上，测试其载荷–伸展曲线，进而分析其力学行为。然而，对于临床骨科医生来说，重要的是要了解膝关节韧带在整个膝关节力学系统（尤其是在活体膝关节）内的运动特征、所受张力及其在膝关节的运动与稳定中扮演的角色。这些至今仍然是膝关节生物力学研究的重要课题。

目前，人们通过深入研究膝关节局部解剖学，通过在人体膝关节外或实验动物膝关节内放置传感装置观测在运动条件下关节和韧带的受力情况，或通过对计算机辅助 X 线断层摄影和磁共振断层扫描的结果做图像分析，以及通过计算机二维或三维图像模拟分析等手段，正对此课题的研究做出不懈的努力。

第三节　膝关节的运动学

物体运动指的是物体在空间的位置随时间的变化（包括物体对于其他物体的相对静止–平衡）。倘若把造成运动的物理原因撇开而只从几何观点出发去描述物体运动的进行方式，即所谓运动学。如果将这种分析限制在一个面内，为平面运动学；如果涉及空间不平行的两个面，则为三维运动学。膝关节运动学所要分析的就是膝关节运动的全部参数。

一、基本概念

在分析膝关节的运动之前，需要首先认识几个运动学的基本概念。

(一) 曲率中心

这是一个纯几何学的概念。股骨髁曲线的每一个片断都可视为某个圆的一部分（Frain 密切圆），其圆心就是这一点的曲率中心，其半径也即此处的曲率半径。将此概念推广到整个股骨髁，就可以获得一组沿着一条螺线排列的点，此螺线即所谓 Fick 渐曲线。研究证实，股骨内髁轮廓是一个以内侧副韧带附着点为中心的对数螺线。由此也就可以从数学角度确定前述渐曲线。

(二) 瞬时运动中心

这是一个运动学的概念。当某个刚体（指受力时不变形的物体）S2 以 O 点为中心转动，而 O 点又位于另一个固定刚体 S1 表面时，刚体 S2 的运动轨迹为以 O 为心的圆。如果 S2 平移，在平面运动学角度看来，可视为一种特例，即物体以无限远的一点为中心转动。当运动同时具有转动和平移两种方式时，此运动可分解为围绕不同中心的转动。因此，一个物体在另一个固定物体上所有复杂运动均可以分解为围绕一系列不同中心的转动。这样，就可以表述为一系列的瞬时运动中心，物体循其转动而从一个位置移动至另一个位置。

(三) 滚动与滑动

分析滚动与滑动，需要使用上述曲率中心和瞬时运动中心的概念。对于轮子在平面上移动的简单情况而言，轮心即相当于它的曲率中心。此刻滚动或滑动取决于瞬时运动中心相对于曲率中心（轮心）的位置。可有以下四种情况：

1.瞬时运动中心与曲率中心相合，为纯滑动。

2.瞬时运动中心位于轮子与平面的接触点，为纯滚动。

3.瞬时运动中心位于曲率中心与轮面接触点之间的连线上，滚动与滑动同时存在。瞬时运动中心越接近接触点，滚动的成分就越大。

4.瞬时运动中心位于曲率中心与接触点连线之外，则在滚动与滑动相兼有的同时，在轮子与平面之间出现压应力。在前三种情况下，轮子与平面之间接触点所受的力为零或位于切线方向。

二、股胫关节的运动学

（一）矢状面上的屈伸运动

股胫关节的屈伸运动范围从全伸到全屈为 0°~140°。儿童或某些成年女性可有过伸，或者屈曲可达 150°。

膝关节面的不对称性在一定程度上造成运动学分析上的困难。股骨髁由前向后延伸，在额状面及矢状面上均呈凸弧形。其前后径（纵径）较横径长；外髁的前后径较内髁长；外髁的关节面较内髁者宽，但内髁的关节面较外髁者长且略呈螺旋形；外髁的长轴与矢状面一致，而内髁的长轴与矢状面约成 22°角。股骨髁表面的曲率半径依一定规律变化。有实验证实，股骨内髁的曲率半径由后向前从 17mm 渐增至 38mm；而股骨外髁的曲率半径则从 12mm 渐增至 60mm。所有曲率中心则沿一条螺旋线排列。此螺旋线位于另一条与股骨滑车外形相关的螺旋线的上方。

胫骨内侧关节盂在额状面和矢状面上均呈凹弧形，其矢状面上的曲率半径为 80mm。胫骨外侧关节盂在额状面上微凹（几乎是平面），而在矢状面上则为凸弧形，其曲率半径为 70mm。正是由于股胫关节的这种形态特点和运动形式，决定了其屈伸运动轴不是固定的，而是随屈伸运动的变化而移动的。

经实验证明，股胫关节屈伸运动的瞬时运动中心构成一心形曲线。其平均瞬时运动中心约位于胫骨平台上方 15mm，胫骨中心线后方 26mm 处。股胫关节的屈伸运动是滚动与滑动的复合运动，一般认为 0°~20°为滚动，20°全屈为滑动。

（二）水平面上的旋转运动

股胫关节旋转活动范围为 40°~50°，其中内旋约 10°，外旋为 30°~40°。当股胫关节完全伸直时，由于扣锁机制而没有旋转活动。从 0°~90°旋转活动逐渐增加，在屈膝 90°时活动范围最大，超过 90°后又逐渐减少。旋转活动的纵轴在胫骨内侧髁间棘附近，约相当于胫骨从前向后的 3/5 处。此轴并不固定，随屈曲角度加大而渐向后移。膝关节伸直至最后 20°时（即 20°~0°），股骨发生内旋（或胫骨外旋），每伸直 1°约有 0.5°内旋，当完全伸直时这一旋转活动也最终完成。这一过程有如旋紧螺丝钉之最后动作，故称之为扣锁机制。

扣锁机制完成之后，膝关节非常稳定，不发生旋转与侧方活动。扣锁机制的发生与以下几方面因素有关：

1.股骨髁的形态：股骨内髁比外髁长 1.7~2.0cm，内髁关节面呈螺旋形，当膝关节由屈到伸时，胫骨髁在股骨内髁上先下降而后上升并同时外旋。

2.屈伸运动由滑动向滚动的转换：由于股骨内髁曲率半径大于股骨外髁，股骨内髁关节面较股骨外髁长，因此，膝关节在伸直至 20°时，股骨外髁先由滑动变为滚动；而伸直至 10°时，股骨内髁始由滑动变为滚动。股骨内髁的滚动晚于外髁，从而导致股骨内旋。

3.韧带的制约作用：在膝关节屈伸的全过程中，交叉韧带与内侧副韧带始终有一部分保持紧张，而外侧副韧带在屈曲时松弛。横向旋转滑动的纵轴偏向内侧。这种功能上的特点亦适应于股骨髁在伸屈运动中发生内旋。

近来有人则认为伸膝过程最后阶段的这种自旋运动与以下作用有关：

（1）后交叉韧带持续紧张而又倾斜的纤维束的制导作用；

（2）前交叉韧带因关节面形状变化而在此阶段出现的所谓"过短（tootshort）"现象；

（3）股骨内髁的运动因受胫骨髁间隆突的影响而在此阶段发生偏转（deflection）。同时，内、外侧副韧带和腘肌的作用亦对此自旋运动产生影响。可以认为这一自旋运动在伸膝起始阶段就已经产生了。

（三）额状面的侧方运动

在膝关节全伸位，由于侧副韧带、交叉韧带的紧张以及扣锁机制的完成，无侧方活动。在屈曲30°时，有少量（几度）的内收外展活动。

三、髌股关节的运动学

髌骨是伸膝装置的中间结构，当膝关节屈伸运动时，完全由它和股骨髁接触并滑动。其位移与股骨有关。

股骨滑车中凹，髌骨运动受此凹槽制导。股骨滑车由上至下、由后向前以及由外向内均呈斜面，且其外侧部（外髁）较之内侧部（内髁）高且大。正是这种解剖学的特点，加之髌骨周围肌肉的作用，对髌骨在膝关节屈伸过程中的运动产生重要影响。

髌骨可在空间三个面上产生位移：

1.额状面上的运动。在伸膝位，髌骨相对于股骨滑车轻度向外半脱位。在膝关节屈曲过程中，髌骨逐渐被导向内侧。此过程与胫骨自动内旋相关联，并由此使伸膝装置调整到同一直线上。

2.水平面上的运动。在伸膝位，髌骨相对于股骨干骺端呈轻度半脱位并外翻。从屈膝第一阶段（屈膝0°~30°直至髌尖进入股骨滑车凹槽内）起，髌骨趋中并向内翻。在这个意义上说，膝关节屈伸过程可描述为两个运动：髌骨的趋中运动和髌骨的内翻运动。这两个运动一则与胫骨的内旋有关，二则与股骨滑车的形态学特征有关。

3.矢状面上的运动。膝关节由伸到屈的过程中，髌骨在矢状面上做了一段圆周状位移。其位移距离约为8cm，差不多相当于其自身长度的2倍。如此之大的位移是在髌股接触的柔顺性和关节面间滑动的基础上实现的。

在此运动过程中，髌骨后移并下降（注意：髌骨下降是相对于股骨滑车而言而非相对于胫骨）。这一相对于股骨滑车的逐步下降运动是由于髌韧带的不可延长性造成的。这一移位运动也解释了上述髌骨接触面的变化。

髌骨的后移则相对于胫骨而言，或更精确地说是相对于作为髌韧带止点的胫骨结节。此运动是在屈膝第一阶段股骨髁在胫骨关节面上滚动的结果。髌骨后移相对于胫骨存在，同时也相对于膝关节旋转中心存在。这表现为股骨髁曲率半径由前向后逐渐减少，髌骨相对于旋转中心的距离也由伸到屈逐渐缩短，这种变化的结果便是髌骨相对于胫骨结节后移。

在屈膝过程中，髌骨在一个以髌韧带长度为半径的圆弧上向后位移。在全伸位，髌骨较胫骨结节更为靠前。由髌骨中心向胫骨结节连线与垂线形成 15°~18° 的夹角。屈膝 30° 时，此夹角为 7°~8°。屈膝 60° 时，胫骨结节、髌韧带及髌骨中心均位于同一垂直面内（0°）。接着，髌骨伴随着膝关节屈膝程度的增加而继续后移。直至屈膝 90° 时，髌骨到达其后移的最终位置，前述夹角为 15°~20°。此后，移运动源于膝关节屈曲初期股骨髁的后移（滚动），加之髌骨进入股骨髁间切迹。

研究髌骨相对于胫骨结节的后移运动，其本身也就确定了髌骨的一个重要生物力学功能，即其在伸膝装置中所起的支架作用：增加了 0°~60° 屈膝中股四头肌肌力。在此运动过程中，胫骨上端呈反向前移的运动也可在某种程度上解释髌骨在矢状面上的摆动（屈曲过程中，髌骨上缘越来越向后而其下角越来越向前）。

在矢状面上研究膝关节的瞬时运动中心很有意义。在此平面上，股胫关节的瞬时运动中心与髌股关节不同。股胫关节内部运动中心的外部投影恰位于股骨外髁结节附近。此中心可在一个直径 2~3cm 的圆的范围内移动。相反，髌股关节瞬时运动中心的分布环则明显靠前。这是对髌股关节的受力分布进行矢量分析所需的基本概念。

第四节　膝关节的动力学

结合物理原因研究物体运动的变化，也即研究作用于物体的力和物体运动之间的一般关系，是运动学的研究任务。其中，研究物体在力的作用下平衡（指物体相对于地球处于静止或匀速直线运动的状态，为物体运动的特殊情况）的规律的部分，是为静力学。可以说静力学是动力学的特例。

一、膝关节的载荷传导

肢体的基本功能是运用或抵抗一种力量，把载荷从肢体的一端传导到另一端。当各种载荷成分传经肢体时，通过几乎无摩擦力的正常滑膜关节产生的应力是压应力，而通过关节周围的软组织（韧带、关节囊、肌肉等）产生的则是拉应力，通常二者同时存在。关节面上的压力直接受作用力大小的影响，但与力所作用的接触面成反比。假如滑膜关节面为扁平面，则其平均压力与最大压力相同。

但任何滑膜关节的关节面都是曲面。因此，曲面的某一部分承受压力较大，而另一部分则较小。倘若最大压力超过构成关节面的材料所能承受的极限，材料即可出现断裂。当形成关节的两个相应曲面完全吻合时，称为吻合曲面；否则称为不吻合曲面。

在吻合曲面上作用力所产生的压力呈不均匀分布，位于表面任何点上的压力都和通过该点的直线与力线二者之间的夹角大小有关。在与力线一致的点上所承受的压力最大，且最大压力和平均压力之间存在显著差别。这种曲面会造成某局部压力过高，对传导载荷不理想。完全不吻合曲面同样不利于载荷传导，有如球体作用于平面，作用力集中于极小的接触面，形成压力过高的现象。

肢体上的关节往往呈轻度不吻合曲面状态。这种轻度不吻合曲面十分有利于载荷的均匀传导。髋关节即属于此类轻度不吻合的杵臼关节。当轻度加载时，接触发生在前部和后部髋臼缘，而不出现在顶部。当载荷加大并超过体重的50%时，由于关节软骨及其下方的骨质具有一定程度的顺应性，可随载荷增加而变形，使接触面积逐渐增加，最后达到曲面完全吻合。

由于和作用力线一致的点在开始时并未承载，仅在最后才形成接触，于是此部位所承受的压力与平均压力之间的差别很小，从而使整个关节面上压力的分布较为平均。

可见，关节面所受压力分布的均匀程度与以下三方面因素有关：

1.关节面之间的精确关系，使其在负重初期呈轻度不吻合状态；

2.构成关节的组织所具备的顺应性或可塑性；

3.加之于关节上的载荷的大小。

如前所述，膝关节骨性结构的形态学特点决定了胫骨两髁与股骨髁完全不吻合，外侧股胫关节更为明显。这样的完全不吻合的股胫关节显然是十分不利于载荷传导的。而半月板的存在大大改变了这种状态。大量的实验研究证实，在膝关节内全伸到屈曲90°的过程中，半月板至少传导了50%的作用于膝关节上的压力。同时，实验性切除半月板导致关节接触面减少50%~70%，并伴有高压力区出现及压力峰值明显增高等事实，也从另一个角度证明半月板的形态和位置对膝关节面上载荷的分布起着重要作用。

半月板的这些重要功能的意义在于：半月板的存在不仅直接将大部分的载荷经其本身传递至其下的胫骨面（或反之），而且大大扩充了股胫关节的接触面，并使原来的完全不吻合曲面变成了对传导载荷最理想的轻度不吻合曲面。

具体分析膝关节的受力情况，需要先确定关节在空间三个面的位置。定义若干轴线和夹角可为受力分析提供一个基础。

二、额状面上膝关节的受力情况

（一）股胫关节

下肢的轴线可在负重位下肢X线片上画出。

1.重力线：由第二骶骨中心连到踝穴中点的直线。

2.下肢机械轴：由股骨头中心连到踝穴中点的直线。

3.股骨机械轴：由股骨头中心连到股骨髁间窝中心的直线。

4.胫骨机械轴：由胫骨髁间棘到踝穴中心的直线。

上述轴线一经确定，就可以进一步计算股骨机械角、胫骨机械角、固有偏距、外在偏距和总偏距等。下列数据是 J.P.Carret 等人对 110 个无病理改变的膝关节进行测量的结果。

（1）股–胫机械角：为股骨机械轴与胫骨机械轴之间的夹角。其值为180.8°±2.6°。

（2）股骨机械角：为股骨机械轴与股骨髁切线之间的夹角。由外侧测量，其值为88°±2°。此角可因股骨内、外旋转而发生较大的变化，故必须在中立位进行测量。

（3）胫骨机械角：为胫骨机械轴与胫骨平台切线之间的夹角。由外侧测量，其值为92.4°±2°。

在膝关节无磨损的情况下，胫骨结构性内翻的角度可由胫骨机械角反映出来。倘若胫骨平台的磨损和骨质增生同时存在，则胫骨机械角只能反映内翻的总体情况。单靠胫骨机械角的测量无法确定膝关节的原始情况。所以，需要找出一个独立于胫骨平台切线而存在的标线。

鉴于胫骨近端骺软骨板在成人亦可找到其痕迹，胫骨变形的位置又都发生在此区之下，从而可确定一条"胫骨近端骺轴"：由胫骨髁间棘中点连到骺线中心的轴线。此轴线与胫骨平台切线成直角。

这样，胫骨结构性内翻的情况就可通过此轴与胫骨机械轴之间的夹角而准确地反映出来。正常膝关节的这一夹角在2.3°±2°的范围内变动。

（4）偏距（varizing distances）：在单足站立时，下肢必须承受全部体重并保持平衡。此刻重心将移至与触地点相连的垂线上，体重（负重肢重量除外）可认为聚于重心处并从重心垂直传导至触地点，也即沿重力线传导。可见，重力通过膝关节内侧且与膝关节中心之间有一定距离。膝关节内侧承受压应力而外侧承受拉应力。重力矩和重力线到膝关节中心（股骨髁间窝）的距离成正比。这一膝关节中心与重力线之间的距离即称之为"偏距"。

①固有偏距（intrinsic varizing distance, IVD）：此为膝关节中心与下肢机械轴的距离（以毫米计）。膝关节中心按惯例为股骨髁间窝中心向股骨髁切线上的投影点。在轴线完全正常的膝关节，此值为零；若膝内翻，机械轴位于膝关节中心的内侧，IVD为正值；若膝外翻，机械轴通过膝关节中心的外侧，IVD为负值。据统计，其值为4mm±9.3mm。此值变异较大，与正常膝关节外形个体差异较大有关：约40%的人膝关节呈轻度外翻，约60%呈轻度内翻。

②外在偏距（extrinsic varizing distance，EVD）：此为重力线与下肢机械轴之间的距离（以毫米计）。其值为40.9mm±4.3mm。此值变异程度较IVD要小得多。其变异主要与下肢结构性或后天获得性因素有关。

③总偏距（global varizing distance，GVD）：此为膝关节中心与重力线之间的距离，也即固有偏距（IVD）与外在偏距（EVD）之和。其值为44.7mm±9mm。其变异程度与 IVD 的变异相当。

由于在体重等重力因素一定的情况下，关节承受应力的大小主要取决于其内在杠杆力臂的长度，因此了解偏距的概念可使我们更好地分析行走时膝关节所承受的压力。在这里，IVD 较多地反映下肢的形态学特征：轴线正常（normal axation）、膝内翻或膝外翻。EVD 则更多地反映动力学的变化，其值随步态周期变动，这是由于重心位置在步态周期中不断变化之故。

第五节　膝关节受力分析

关节的骨与软骨主要承受压应力。关节周围的韧带则主要承受拉（张）应力。肌肉则通过其收缩参与所有这些应力的形成。在直立位，膝关节支撑部分体重。

由此部分体重产生的作用于膝关节上的力是可以计算出来的，但应已知：①体重；②身体各部分体重；③身体各部分的重心的位置；④运动时各部分的位移。倘若作用力的力线不通过膝关节，则膝关节的平衡就要靠肌肉的力量加以平衡。

一、双足站立位膝关节的受力情况

在双足站立位，双膝承受膝以上部分躯体的重量。这部分体重约为总体重的 85.6%。其重心（S3）位于第三腰椎水平。此部分重力通过骨盆横梁，经髋、膝和踝传导至地面。在冠状面，三个关节的中心处于通达承重面（地）的同一条直线上。在矢状面，S3 亦位于或接近于通过髋关节旋转中心、膝关节屈曲中心和踝关节中心的垂线。在这种条件下，为维持平衡所需的肌力在理论上可以忽略。如此双足平衡站立时，S3 的载荷平均分布于双膝，其量值各为体重的 43%，作用方向垂直向下。

二、单足站立位膝关节的受力情况

在单足负重的情况下，膝关节所支撑的范围包括了除负重侧小腿和足以外的身体其余部分。此部分载荷（P）约为体重的 93%。其重心（S7）的位置较之全身整体重心（S6）略高且略偏对侧。在冠状面，对正常膝关节来说，重力 P 通过其内侧（如前所述存在外在偏距 EVD）。

因此，P 必须为一个可将股骨系于胫骨上的外侧力所平衡。这一外侧张力（L）即由所谓"骨盆三角肌"（臀大肌、阔筋膜张肌和髂胫束）提供。这一结构跨越髋与膝两个关节，其张力因此而与两个关节的平衡状态有关。这样，该膝关节要承受 P 和 L 两个力。由于要达到平衡，其合矢量 R 必然位于股骨内侧髁曲率中心（O_1）和外侧髁曲率中心（O_2）之间。由于外在偏距（EVD）的存在，重力 P 与膝关节中心 G 之间存在有力矩 a，而平衡力 L 与 G 点之间存在有力矩 b。经过计算，在单足负重且压力平均分布于膝关节负重面上的情况下，膝关节所承受的载荷略高于体重的 2 倍，其力线倾斜与垂线成 5°夹角。

三、行走中膝关节的受力情况

在步态周期中膝关节的受力情况更加复杂。这主要由以下因素造成的：

（一）部分体重重心（S7）的位移

在步态周期中，头部、躯干、双侧上肢与负重下肢因运动而产生位置变化，从而造成 S7 在三维空间的位移。S7 的运动包括有垂直于地面的纵向运动，相对于矢状面的横向摆动，以及相对于冠状面的前直向运动。

（二）加速度造成的惯性力

所谓惯性力 D 是指受力物体因惯性而对施力物体的反作用力，等于质点的质量 m 与加速度 a 的乘积而方向相反，并作用于施力物体上。换句话说，惯性力是当周围物体改变质点的惯性运动状态时，该质点因惯性而产生的反作用力。这个实际存在的力就作用在周围物体（约束和主动施力体）上。

$D=-ma$

可见，惯性力是由物体运动的加速度造成的。

在步态周期中，S7 在三维空间中运动，其加速度造成的惯性力因此成为一个空间矢量。它在空间三轴上的投影（分力）记为 D_x、D_y、D_z。

根据基本关系式：

力＝质量×加速度

则步态周期各阶段由身体部分质量（S7）垂直运动产生的加速度力可按以下公式计算：

垂直加速度力＝（身体部分质量×加速度）/重力加速度

又由于：惯性力＝−加速度力

则垂直加速度力的负值即为惯性力的垂直分量 Dz。同理可计算出惯性力的前直向分量 Dx 和水平分量 Dy。

（三）由身体部分质量（S7）施于膝关节的力

由于惯性力的存在，膝关节所承受的由身体部分质量（S7）形成的力 P 为该部分体重 $P7$ 与惯性力的矢量和：

$P=[(P7+Dz)2+Dx2+Dy2]/2$

此力的作用点在 S7 处。其作用方向由力 P 的作用线与空间三轴的夹角给出。

（四）膝关节屈曲轴中心 G 点的空间位置

膝关节在步态周期中任一瞬间均处于平衡状态。由于正常膝关节的摩擦系数极小而可以忽略，故膝关节所受合力 R 必然通过其负重面的曲率中心 G，并作用于与负重面相切的平面上的接触点。

如前所述，股骨髁的曲率中心 G 的位置随膝关节屈曲角度的变化而变化。在步态周期中，膝关节不仅仅做屈伸运动，还存在着围绕股骨纵轴的旋转运动。

因此，必须使用某些特殊的定位方法来标定 G 点的空间位置。一旦 G 点的空间位置得以确定，膝关节的空间位置也就确定了，并进而可以计算出膝关节 G 相对于部分体重重心（S7）的位置。如此计算的目的在于求出步态周期各阶段由部分体重产生的力 P 的作用线与 G 点的距离 a，也即前述的外在偏距（EVD），从而确定力 P 的力臂大小。

（五）平衡于力 P 的肌肉韧带力

在整个步态周期中，力 P 不通过膝关节中心 G 点，而是通过膝关节的后内侧、内侧或前内侧。在这种情况下，若要维持膝关节受力处于平衡状态，使股骨不至于从胫骨上倾倒，就需要有另一个空间力系来加以平衡，这就是肌肉韧带力。

肌肉韧带力由止于胫骨的肌肉的张力产生。此力系的纵向分力也不通过膝关节中心。

（六）股胫关节间的压力

由以上分析可知，在行进中，股胫关节受到由部分体重（S7）产生的作用力和肌肉韧带力的共同作用。力平衡的结果是在承受载荷的结构——股胫关节上形成了由股骨传至胫骨、以胫骨长轴为作用方向并通过膝关节中心点的压力，以及通过 π 平面上 H 点的水平分力 $R\pi$。

（七）髌股关节间的压力

在负重期的起始阶段，力 P 作用于膝关节的后内侧，因而其平衡力系 F 必然存在于膝关节的前外方。肌电图显示股四头肌在此阶段发挥重要作用。

通过膝关节侧位 X 线片可以测量以下数值：①髌韧带与胫骨轴线之间的夹角 α；②股四头肌腱与髌韧带之间的夹角 β；③髌股关节接触面的曲率中心 C；④力 Mv 与力 Pa 作用线到 C 点的距离也即其力臂 q 与 k。

第 六 章
膝关节的临床解剖

第一节 膝关节的骨骼

构成膝关节的骨有股骨下端、胫/腓骨上端及髌骨。

一、股骨下端

股骨下端粗大并旋转，向两端延长成为股骨髁，朝下、朝前，在额状面和矢状面均凸隆。外侧髁较内侧髁宽大，前面较突出，内侧髁则较狭长。股骨髁的前后径较横径为大，两侧比较之下，以外侧髁的前后径最大。股骨外侧髁的前后轴线垂直向前，但内侧髁的前后轴斜行。如将股骨放直，内侧髁所居的位置较低，但因股骨干向内倾斜，故两髁的平面大致相等。股骨外侧髁的位置及其向前突出的特点是阻止髌骨向外脱位最好的屏障，如股骨外侧髁太短，则膝将外翻，髌骨不易保持于原位。股骨外侧髁的形状便于屈曲，而内侧髁的形状便于旋转。

股骨两髁的关节面于前方连合，形成一矢状位浅凹，即髌面，当小腿伸直时容纳髌骨。髌面的外侧面较高并突出。髌面之上有小孔，为滋养动脉穿入处。此处为滑膜和脂肪垫所覆盖，同时在膝伸直时，与髌骨上 2/3 的关节面形成关节。

从后面观，在股骨粗线内、外唇及髁间线之间围成三角形平面，即腘平面，位于股骨体下端的后面。在体的近中央处，于粗线附近或恰在粗线上，有一大的滋养孔或数个小的滋养孔，有骨滋养动脉通过，向近端走行。股骨两髁的侧面粗糙不平，高出部为内、外上髁，其后面的粗糙部为胫、腓侧副韧带附着处。在内上髁的顶部有一小隆起名收肌结节，为大收肌肌腱的止点，其后上面的三角形小面为腓肠肌内侧头附着部。外上髁较小，其下有一深沟称为腘肌沟，腘肌肌腱由此经过。

有三个组织均起于股骨外上髁，腓肠肌外侧头位于后上，腘肌肌腱位于前下，腓侧副韧带位于其间，同时还越过腘肌肌腱。在股骨两髁之间有一深凹，为髁间窝，形成腘窝底，此处的骨皮质厚而粗糙，有两个压迹，交叉韧带附着其上，前交叉韧带附着于股骨外髁内面的最后部，而后交叉韧带则附着于股骨内髁外面的前部。髁间窝与腘平面之间有一条髁间线，有腘斜韧带和关节囊附着。

由股骨两髁关节面画一条线，另沿股骨干中线画一条线，其在内侧相交成角名股内角，约为100°。正常时股骨机械轴线应落于膝关节中心，其与股骨解剖轴所成角度约为6°。如有膝外翻或膝内翻时，股骨机械轴线将落于膝关节的外侧或内侧。

二、胫骨上端

胫骨上端宽厚，即胫骨髁，亦称胫骨平台，横切面呈三角形。胫骨内、外侧髁成浅凹状，与股骨下端的内、外侧髁相接。胫骨上端的关节面与胫骨干并不垂直，而是向后倾斜，在新生儿较青年人更明显，胫骨上端的横轴较下端向后并向外20°。

在膝关节侧位像上，分别沿胫骨上关节面和胫骨前缘做切线，再自胫骨上关节面切线与胫骨前缘线做垂线，其交角即胫骨平台角，表示胫骨平台向后下倾斜，正常为140°±3.6°。前两线交角为76°。

胫骨平台为膝关节内骨折好发处，成人胫骨扩大的近端主要为松质骨，支持它的皮质不够充分，与股骨髁相比较则显软弱，虽然引起两者损伤的机制相同，或者自高处摔下的力量冲击胫骨平台，或在膝关节内收或外展时受伤，但股骨髁骨折远为少见，其结构较坚强，支持它的皮质亦较厚。股骨内侧髁关节面呈卵圆形并微凹，外侧髁的关节面呈三角形并微凸，胫骨两髁的关节面与股骨两髁不完全对称，其连接则借助于其间的半月板。

胫骨两髁之间有髁间隆起，由两个胫骨髁间结节构成，其高低常有变异。在胫骨髁间结节前、后各有平坦区，名叫髁间前、后区，为膝关节前、后交叉韧带及半月板附着处。胫骨髁间结节借一小沟分开，一方面作为膝交叉韧带的附着点，另一方面可以防止股骨及胫骨向侧方移动。胫骨髁间结节的损伤常伴随交叉韧带特别是前交叉韧带的损伤，当张力突然施于前交叉韧带时，髁间前区的底部和外侧半月板的前角往往同时撕裂，并向外后方扩展。快速滑冰时，如突然改变方向停住，或从高处向下滑雪，小腿呈半屈曲和内旋时，胫侧副韧带和前交叉韧带处于紧张状态，极易引起胫骨髁间隆间骨折。

胫骨后面上部有一微缘，称为比目鱼肌线，由腓关节面向下内方斜行，有比目鱼肌及其膜附着，适将腘肌与比目鱼肌分开。此线下方有较大的滋养孔向远侧走行。

在胫骨上端前侧有一三角形突起，称为胫骨粗隆，为髌韧带附着处，其间有髌下深囊。胫骨粗隆可视为胫骨前缘的最高点。在胫骨外侧髁的后外侧面有一个小的圆形腓关节面，与腓骨头相接。

三、腓骨上端

腓骨头呈锥形，其前面、上面及内面有圆形关节面向上内方，与胫骨外侧髁的腓关节面相接。腓骨头尖由于有腓侧副韧带和股二头肌腱附着，97.4%出现粗糙面，其中32.2%有明显的粗隆，突出骨面3mm以上。

腓骨头的上内侧有一个斜向上前内侧的近圆形关节面，其与腓骨长轴的交角平均为53.98°（25°~75°），其中50°~60°者占77.1%。交角愈大，腓骨体愈粗壮。这个夹角也表示关节面倾斜度与身体重力线的关系。身体重力一部分由胫骨上端，间接通过倾斜的胫腓关节传递到腓骨。交角增大时，关节面承受的垂直力和经腓骨向下传送的重力将增大，反之则减小。腓骨头的骨化中心于2~4岁出现，至25岁左右始与骨干愈合。

腓骨头后面有腓总神经越过，腓骨头下方骨折或骨骺分离时，能引起腓总神经损伤。腓骨上端骺线在关节腔外，故腓骨骨干结核甚少蔓延至胫腓关节。在胫骨则相反，其骺线在关节腔内，胫骨上端结核极易蔓延至关节腔。

四、髌骨

（一）髌骨的解剖特点

髌骨是身体中最大的籽骨。髌骨既不位于、也不发生于股四头肌腱内，它为完全独立结构，位于肌腱之后，仅在以后肌腱才附着其上。

成人髌骨干燥骨测量，高平均 40.1mm，宽平均 41.6mm，厚平均 19.8mm。在 X 线片上测量，髌骨高平均 44.1mm ±0.28mm，宽平均 48.0mm±0.34mm，厚平均为 19.2mm±0.19mm。

髌骨的血管孔主要位于髌骨前面上、下 1/4 区域内，位于骨面垂直沟内，孔口呈纵椭圆形。后面的血管孔或分散于整个非关节面的骨面上，或分布于内侧关节面下缘附近。髌骨底的血管孔多排列于关节面上缘附近的骨面上。

从人的活动情况来看，自出生至成熟，股四头肌腱的活动实际是逐年增大的。按照功能形态相关原则，髌骨应相对增大，但实际并非如此，而是相对减小。在动物中，似乎看不出股骨髌面深度与髌骨大小的关系，也看不出动物行动对髌骨发生的影响，有些行动迟缓的动物，髌骨相当大并发育良好；相反，有些行动迅速的动物，髌骨反而相当小。袋鼠的股四头肌发育相当大，但髌骨却完全缺如。

髌尖包藏于髌韧带和髌下脂肪垫中，在某些方面与尺骨鹰嘴相似，仅髌骨可以单独活动。在髌底有股直肌肌腱及股外侧肌肌腱附着，股内侧肌的肌纤维与腱膜以及髌内、外侧支持带附着于髌骨的上缘，参与构成膝关节囊。

在内部构造上，髌骨浅部的骨小梁，即浅板层与髌韧带纤维方向和股四头肌作用方向有关，深部骨小梁与关节面成直角。髌骨本身没有骨膜，前面粗糙，完全为股四头肌腱膜所包围。

髌骨的后面完全为软骨所覆盖，仅与股骨髌面相关节，其中部有一条嵴将它分为两个小面，外侧小面较内侧小面宽而深，正好与股骨两髁的关节面相适应。确立髌骨与股骨髁间沟的关系，有助于了解髌骨有无轻度半脱位。

（二）髌骨的生理功能

髌骨的生理功能为：①保护膝关节，特别是股骨下端关节面和股骨髁。②股四头肌腱至髌骨向下展开，成为髌韧带，附着于胫骨粗隆，故髌骨能传递股四头肌的力量。髌骨使髌韧带远离轴线，增加股四头肌的作用力矩，以加强股四头肌的力量。股四头肌收缩时，使髌骨对股骨滑车起推抵作用。髌骨参与组成膝关节的伸直装置，起矩臂（Momentarm）作用，为伸膝运动中不可缺少的因素，随伸直加大，特别在伸直最后 30°时，作用更为显著。③髌骨有铰链作用，增加膝的旋转度。兔膝有两个髌骨，其意义可能在此。④保护膝关节在半屈位的稳定性，防止膝关节的过度内收、外展及屈伸活动。

膝关节屈曲时，两侧的副韧带、交叉韧带及膝两侧肌肉均处于松弛状态。人在半蹲位运动时，膝关节的稳定主要靠股四头肌与髌骨来维持。膝关节在运动时，股骨与髌骨的关节面相互挤压与摩擦，关节面的持重点随身体重心的改变而移动，关节面所承受的压力也随膝关节屈曲角度的不同而改变。

目前对髌骨功能存在不同看法，有的认为髌骨在生理上和解剖上可有可无，切除后股四头肌和膝关节的功能不会受到影响；有的则认为髌骨对膝关节的保护很重要，是膝关节伸直装置不可缺少的部分，切除后股骨髁的滑车部分经常受到股四头肌腱的摩擦而发生创伤性病变，膝关节伸直最后 5°~10°或不能达到，或无力，因此髌骨应尽量保留。事实上，在所有切除髌骨以后的患者，因为股四头肌腱失去着力点，伸膝动作表现一定程度的减弱。

髌骨全部切除后，患者对股四头肌萎缩和无力的主观感觉，较客观检查所见更甚。髌骨部分切除术后，常发生膝无力和股四头肌软弱，由于剩余的髌骨下端向股骨关节面倾斜，易发生创伤性关节炎，影响膝关节功能，故在施行髌骨部分切除术缝合髌韧带于髌骨时，必须尽可能使其与髌骨关节面接近。髌骨切除后，患者步行耐量降低，上下坡易疲乏，在原来髌骨部位的关节囊中产生形状大小不一的新生骨片，日久有引起创伤性关节炎的可能。

当然，如果髌骨病变严重，如粉碎性骨折或严重骨关节炎时，此时髌骨如同异物；特别当膝关节有屈曲畸形时，其存在反而妨碍膝关节功能，不如及早予以切除。必须切除髌骨时，应缝合内外两侧撕裂的关节囊，使膝关节伸直装置恢复接近正常的松紧状态。

五、膝关节的缓冲装置——半月板

（一）半月板的解剖特点

半月板为半月形的纤维软骨盘，切面呈三角形，半月板仅外表覆以薄层纤维软骨，其内部全为混有大量弹性纤维的致密胶原纤维，比较脆弱，两端排列较松，其排列形式使半月板具有更大弹性，以抵抗压迫。这种情况在儿童和青少年最为明显，但随年龄增加而不显著。儿童和青少年的半月板损伤较成年人为少，可能与此有关。

半月板的外侧面借冠状韧带疏松附着于胫骨髁的边缘，冠状韧带周围与关节囊的纤维组织紧密相连。在半月板的前端，多有呈圆索状横行连接的膝横韧带。半月板位于股骨髁和胫骨髁之间，使胫骨关节面稍加深，更好地与股骨髁相接。半月板外缘肥厚，与关节囊相接，外侧半月板与关节囊之间有腘肌肌腱相隔，内缘锐利，游离于关节腔内。

半月板上面凹陷，与股骨髁相接；下面平坦，与胫骨髁相接。两面最初均有滑膜覆盖，但自 3 岁以后，所有半月板非附着部分均不再覆有滑膜。半月板遮盖约胫骨上部关节面的 2/3，其遮盖胫骨髁的面积与半月板的后部或侧部的相对宽度密切相关。

内侧半月板后部相对宽度，随年龄而增加，而外侧半月板的相对宽度，生后最初几年亦随年龄而增加，7 岁后才逐渐减少。这些事实难以支持 Smillie 所谓半月板遮盖胫骨髁的面积逐渐减少的假设。与半月板有关的韧带中，膝横韧带的出现率为 55.53%，其中属于强、中度者占 26.33%。半月板股骨韧带多经后交叉韧带后上行。

半月板股骨前、后韧带的出现率分别为 13.00% 及 98.67%，只有半月板股骨后韧带（半月板腓侧韧带）而无半月板股骨前韧带者占 85.67%，只有半月板股骨前韧带而无半月板股骨后韧带者占 4.0%，同时兼有半月板股骨前、后韧带者占 9.0%。男女半月板只有大小不同，不存在各部分比例上的差异。

中国人与欧美人半月板形态上的差异是：中国人的外侧半月板侧部较宽，矢径较大；膝横韧带和半月板股骨韧带的出现率较高；腘肌沟较宽，内侧半月板后部较宽，开口较大。半月板内偶可出现小骨，此在部分啮齿动物和哺乳动物中较常见，但在人类甚为罕见，其来源可能为残存的籽骨，或因损伤后骨化所致。

（二）半月板的血管、神经分布

半月板由膝关节血管支获得丰富血供，膝下外动脉沿外侧半月板而行。血管分布在半月板体部的边缘表面和角部。根据 Fisher 研究，半月板仅周围部分血供良好，在周围凸缘，可以看到血管网由关节囊和滑膜向内伸入一段距离；而其中央部分和凹缘实际无血管，其营养来自滑液。内、外侧半月板由紧邻半月板周围结缔组织内的几条小血管供血。这些小血管进入半月板外侧 20%，内侧 80% 无血管供应。前、后角较中间部血供更丰富，在切面上，其中央部的血供也较上、下面丰富。半月板撕裂或退变后，其血供与正常者无差别。

通过注射法，观察到半月板周缘含有毛细血管网，深入半月板内 10%~30%，但外侧半月板的后外侧角无血管供血。在半月板的上、下面有包含丰富血管网的滑膜，但不深入半月板内。动物实验显示，半月板横裂如果裂口与周缘血供相通，10 周后肉芽组织可自周缘长入缺损内，浅层的滑膜可长入半月板内，以协助完成修复过程。半月板纵裂与周缘不相通者不会愈合，但如与周缘相通，肉芽组织即会经此通道长入半月板，形成纤维瘢痕愈合。

（三）内、外侧半月板的不同点

1.内侧半月板

内侧半月板较大，呈 C 形或半圆形，其两端距离较远，前角薄而尖，附着于髁间前区，位于前交叉韧带及外侧半月板前角的前方。后角附着于髁间后区，位于外侧半月板后角和后交叉韧带的附着点之间。内侧半月板前窄后宽，边缘肥厚，愈接近中央凹缘愈薄，尤以前部显著。后部较前部为厚，中央甚薄，前角接近附着点时逐渐变平。

内侧半月板前、后份之间所形成之夹角随年龄而增大。内侧半月板在初生儿为 C 形者占 47%，在成人为 C 形者占 70%。内侧半月板的开口亦随年龄而扩大，初生儿以开放型为主（72%），成人以中间型（48.71%）为主，开放型次之（31.54%）。

内侧半月板前角的附着点可有以下三种情况：①最常见为一个单纯附着点，膝横韧带很短，不附着于外侧半月板；②膝横韧带完整，附着于外侧半月板的前缘；③以纤维带向后，止于前交叉韧带的附着点。

大多数内侧半月板的宽度（即内凸侧周围缘至凹侧中央缘的距离），前半一般较窄，而后半一般较宽，但宽度可以不同，某些前、后半的宽度几乎相同。这种不同宽度（如后半宽度，前、后半相对宽度）以及前角附着点的不同，在一定程度上不仅与损伤的发生有关，而且与损伤部位及类型有关。

半月板如较窄，股骨髁在其上旋转比较少，不仅半月板本身损伤机会较少，且周围关节囊附着点被牵扯的机会亦较少。半月板切除后，再生的半月板较窄，周围附着坚固，引起损伤的机会也较少。

2.外侧半月板

外侧半月板几乎为圆形，较内侧半月板小而略厚，其外侧有一沟，腘肌肌腱将外侧半月板与腓侧副韧带隔开，故外侧半月板较内侧半月板具有更大灵活性。外侧半月板与内侧半月板另一不同点，即活动时作为一个整体，在活动部与固定部之间并不存在薄弱点。

外侧半月板的两个角距离甚近，附着于胫骨髁间前、后区。前角附着于胫骨棘外侧髁间结节的前方，适在前交叉韧带之后，可能有纤维止于其上；后角紧附于胫骨棘外侧髁间结节的后方，位于内侧半月板后角附着点之前，从它的后端发出一束坚强的斜行纤维束附着于股骨内侧髁，与后交叉韧带紧贴，在其前或其后，称为半月板股骨前、后韧带，其中以半月板股骨后韧带（半月板腓侧韧带）较多，出现率达 98.67%。该韧带具有中等以上强度者占 92.67%。在很多动物，此韧带是外侧半月板仅有的附着部分，可以看出，外侧半月板与股骨的关系甚为密切。

外侧半月板侧份的相对宽度（侧份宽度与半月板全宽的比值）出生后随年龄增长而逐渐增大，3岁以后又逐渐减少。陈尔瑜根据外侧半月板的相对密度，将外侧半月板分为六型。在成人，侧份宽度为半月板全宽1/3~1/2者最多（48%），为半月板全宽1/4~1/3者次之（32.67%），超过1/2者共占17%；其中宽型（为半月板全宽1/2~2/3）占11.33%、极宽型（为半月板全宽的2/3以上）占2.00%，盘型（半月板呈圆盘状，中央缘向外凸出，无缺口）占3.67%。中国人盘状半月板的出现率远比美国人高。

外侧半月板的开口与其外周缘长度的比值，生后随年龄增加而逐渐减少，7岁后又渐增大，在成人约为1:8，占52.33%。肌沟的宽度与外侧半月板外周缘长度的比值随年龄增加而减少，沟的位置亦逐渐后移。如对内、外侧半月板进行比较，可以看出，内侧半月板的环较大，前窄后宽；而外侧半月板的环较小，周围厚，常有中间部狭窄和前后加宽现象，畸形较内侧为多。

内、外侧半月板不仅形状、大小、宽度及附着点不同，其与关节囊的关系也有区别。内侧半月板与关节囊紧密相连，因此在外伤时更易破裂；外侧半月板与关节囊之间尚隔以腘肌肌腱，活动较自如。由内侧半月板所围绕的区域较外侧半月板大好几倍，股骨内侧髁与胫骨内侧髁在邻近胫骨内侧髁间结节处的接触面较为宽大，而股骨外侧髁与胫骨外侧髁在邻近胫骨外侧髁间结节处的接触面则较为窄小。

（四）半月板的功能

半月板是稳定膝关节的复杂结构中不可缺少的部分，但必须与相关联的韧带和肌肉形成一个整体，共同协助维持稳定，而不可能孤立地起作用。其主要功能有：

1.保护作用：半月板对股、胫骨髁的相对关节面起保护作用，能吸收向下传导的震荡，可视为缓冲装置，在过度屈曲和过度伸直时更是如此。半月板的衬垫作用，特别当承担较大力量时更为明显（如自高处跳下）。在完全伸直时，除非关节面互相接触压迫，股骨髁不能整个落于半月板，因此不起直接衬垫作用，但能承担部分重量。

2.充填作用：半月板可被视为活动的楔状体，可以防止移位，特别是侧方移位。除非半月板紧嵌于骨骼之间，或因某些膝部不正常运动（如膝关节屈曲并旋转时），半月板一般运动正常。半月板作为楔状体，正好弥补股骨与胫骨间的不相称，充填股骨髁与胫骨髁周围的死腔，可以防止关节囊和滑膜嵌入关节面之间，以增强股骨髁在胫骨平台上的稳定性；胫骨髁的加深使关节更为稳定，并减少从膝关节侧方而来的打击。

3.制动作用：半月板犹如车轮下的垫木，有防止股骨在胫骨上向前滑动的作用。

4.调节压力作用：内侧半月板能使关节内压力保持平衡，压力减少时向内移动，而当压力加大时则向外移动。

5.滚珠作用：内侧半月板犹如一列滚珠，使膝部易于旋转，在伸直最后阶段扣锁。

6.润滑作用：半月板上布有一层滑液，又因其上、下面分别与股骨髁和胫骨髁紧密接触，故具有使关节各部润滑的作用，以减少摩擦。

7.弹簧作用：半月板可由 5mm 厚度压缩至 2.5mm，但依然保持弹性。当关节运动时，它被压缩，具有轻度刹车作用；它犹如弹簧，能蓄积能量，当运动时朝反方向进行时释放，因此使步态具有一定弹性。当膝关节承受外力时，压力为半月板所吸收，分散至较大平面。半月板尚可保护关节边缘，其弓状外形与弹性及坚固性能使关节腔边缘更好地支持滑膜囊，使其免受压迫。

8.限制活动：半月板能协助侧副韧带控制关节的侧方运动。膝关节屈曲时，半月板向后滑动，可保护关节的后缘。旋转时，两个半月板所起作用并不完全相同。当胫骨内旋时，股骨外侧髁对外侧半月板起约束作用；胫骨外旋时，情况相反。内侧半月板在内旋与外旋时滑动的方向相反，但由于附着点较固定并位于中心部位，旋转轴线并非位于中心而是偏于内侧；再因膝横韧带连接其前角，对运动亦起限制作用，所有这些因素都必然影响其活动范围。内侧半月板的前、后角比较固定，滑动时正常的 C 形发生改变，如果其附着于骨骼或韧带的部分发生撕裂，其限制作用必然大为减少，活动度亦大为增加，可向关节中心移位。

9.适合作用：半月板的存在使得股骨髁更好地与胫骨髁相适合，屈伸时，关节面形状的改变可更好地到代偿。半月板虽具有上述很多功能，但最重要者为润滑关节、增强稳定及负重时传导负荷。半月板切除后，X线片显示仅6%正常，其他多有不同程度关节间隙变窄、股骨髁扁平及骨质增生等改变。

近年来，不少作者的生物力学研究也支持了半月板有传导负荷作用的论点。在膝前交叉韧带损伤后，半月板还有防止胫骨前移的作用。前交叉韧带完整时，切除内侧半月板并不增加胫骨前移位；但如先切断前交叉韧带，又将半月板切除，则胫骨前移将明显增加。膝关节伸直时增加18%，屈膝90°时增加58%。显然，半月板是限制胫骨前移的次要因素，当膝前交叉韧带损伤后，更能显示其作用。

第二节　膝关节的韧带

一、膝关节伸直装置

膝关节前面为髌骨固定装置所覆盖，该装置主要由股四头肌的腱性扩张部构成。由股内、外侧肌下部发出的纤维在覆盖髌骨的股直肌纤维浅面交叉并位于两侧，使股四头肌和髌骨与周围的筋膜牢固结合，从而加强膝关节囊并维持髌骨固定。股四头肌腱、髌骨及髌韧带组成膝关节伸直装置。

髌韧带在上附着于髌骨的下缘及后面的下部，其内侧的起点低于外侧约1.25cm，这个韧带主要联系髌骨和胫骨。如果认为髌骨仅是在股四头肌腱内发生的一个较大的籽骨，也不妨将髌韧带视为股四头肌腱的远端延长部分。髌骨和髌韧带的两侧为髌内、外侧支持带，或称髌副韧带，为一坚强有力的支持结构。它使髌骨两缘（近髌尖处）与胫骨平台边缘和侧副韧带坚强连接，这样使髌尖保持固定。髌内侧支持带宽而强大，更可防止髌骨向外脱位；髌骨内、外侧支持带起自股四头肌肌腱的两侧。

髌支持带分为两层，浅层构成髌内、外侧垂直支持带，连接髌骨两侧和胫骨，髌外侧垂直支持带附着于胫骨髁表面的结节（髂胫束的大部分也附着于此处），髌内侧垂直支持带附着于胫骨内侧面。在垂直支持带的深面有连接髌骨两侧和胫骨的髌内、外侧水平支持带。在上述支持带的表面有膝部固有筋膜，后者在外侧由于与髌外侧支持带相连，使髂胫束纤维增厚；内侧则由于与髌内侧支持带相连而使缝匠肌腱增厚。这样，本身为薄纤维构成的膝关节囊，前面为复杂的筋膜和腱纤维而加强。

膝关节伸直装置与关节囊紧密贴连，但在外侧，两者之间尚隔有脂肪及血管、神经。骨因间接暴力而发生骨折时，此扩张部即撕裂，骨折线横行，骨折断端彼此分离，往往进入关节内部。随扩张部损伤程度和股四头肌向近端牵引，断端距离可以不同，有时可达 5cm 以上。因直接暴力而引起骨折时，多为粉碎性，骨折线呈星状，但因扩张部完整，骨折断端常无移位。

膝关节伸直装置因直接或间接外力可发生断裂，如屈膝跌倒时肌肉强力收缩，断裂的部位可在髌上或在髌下，前者可在股四头肌肌部、肌腱交界处或在腱部。如系髌韧带断裂，其位置可紧在髌下、肌腱中部或在其附着点。伸膝装置断裂后，无论在髌上或髌下，伸膝功能随即消失。根据断端间存在的裂隙、压痛点以及外形可以鉴别。如位于髌上部，正常肌性隆起消失，髌骨上缘前倾；如位于髌下部，则髌骨上升。

二、斜韧带

斜韧带即半膜肌腱的反折部，自胫骨后上方斜向外上，止于股骨外上髁后方，与关节囊后部相融合，可制止膝过分伸直。关节囊的后部借腘斜韧带而加强。

关节囊的后外侧部纤维增厚，称为腘弓状韧带，越过由关节囊内穿出的腘肌腱，向上附着于股骨外上髁的后面，向下分为两束，分别附着于腓骨头及胫骨外侧髁的边缘。斜韧带的外缘跨越腘肌，形成腘弓状韧带的内侧弓。

腘弓状韧带的外侧弓有时并不明显，有些腘弓状韧带外侧弓的纤维由腘斜韧带的中点朝向腓骨头，常与后关节囊相融合而不能分开。膝下外血管越过关节囊和腘弓状韧带外侧弓，沿关节囊的表面，并位于腓侧副韧带的深面。罕见情形下，代替腘弓状韧带外侧弓者为外短韧带。起于腓肠肌外侧头的股骨外上髁附着点，朝向腓骨头，较腘弓状韧带外侧弓明显。如有此韧带，膝下外血管即行于膝关节囊与此韧带之间。

三、胫侧副韧带

1.胫侧副韧带的构造：胫侧副韧带呈扁宽三角形，基底向前，为关节囊纤维层的加厚部分。胫侧副韧带分为浅、深两层，两层密切结合并无间隙。深层较短，构成关节囊的一部，即内侧关节囊韧带，又分为前、中、后 1/3。后 1/3 又称为后斜韧带。深层起于股骨内上髁，止于胫骨干内面和关节边缘，内面与内侧半月板紧密相连。胫侧副韧带浅层较长，起于股骨内上髁顶部的收肌结节附近，止于胫骨上端的内面，距胫骨关节面 2~4cm。前部纤维纵行向下，亦称前纵部。

胫侧副韧带浅层后部由短纤维组成，又分为后上斜部和后下斜部。后上斜部起于前纵部浅层上端后缘，斜向后下，止于胫骨内侧髁后缘，并向后延展，附着于内侧半月板后缘。后下斜部起于前纵部下端后缘，斜向后上，越过半膜肌肌腱，亦止于胫骨内侧髁后缘，并附着于内侧半月板后缘。

胫侧副韧带从种系发生上看，其前部可能代表大收肌肌腱的残余。胫侧副韧带与其深面的关节囊之间有一滑膜囊分开，便于此两结构的活动。膝伸直时，浅韧带向前并紧张；屈曲时向后并松弛，后上和后下纤维形成一个三角形的膜，斜行向后以加强后关节囊。

股骨在水平面上的屈伸，其运动轴横贯股骨内外髁，在自伸而屈的过程中，此轴随关节位置而改变，屈曲时逐渐后移。不同运动轴的连线略呈心形，形成一瞬时中心曲线（Instant Center Curve）。不同人的旋转度有所不同，即在同一人，随膝关节的位置亦不同。膝伸直时，由于股骨髁的扁平面被膝关节紧张的关节囊、侧副韧带及交叉韧带紧紧地嵌在胫骨关节面上，无旋转活动；但当膝屈曲时，由于韧带松弛，胫骨在股骨靠后球形面上活动，因而旋转度增大，膝屈曲 90°时最大，旋转度可为 6°~30°，外旋较内旋大，以后又下降。在此范围内，由于周围肌肉和软组织的支持，韧带不致撕裂；膝关节沿垂直轴旋转时，一般认为此轴位于胫骨髁间隆起的内侧，随屈曲度加大而逐渐后移，接近后交叉韧带。

根据 Last 的描述，胫侧副韧带可分为两部：①深部：旧名内短韧带，为关节囊的一部，附着于股骨和胫骨内侧关节面的边缘，前后与关节囊相续，紧密附着于内侧半月板；②浅部：较大，为一坚强扁平三角形的纤维带，起点附着于收肌结节之下，向下附着于胫骨干内面，位于胫骨粗隆的远侧，其前缘约长 10cm，向下微向前，后缘在关节线上下，纤维方向彼此相反，故其位于内侧半月板表面部分最宽，浅部的后部覆盖深部，此处的纤维附着于内侧半月板。

虽然胫侧副韧带前部长纤维的远端止于胫骨内侧髁关节面远侧可达7cm，但实际上，其在胫骨上开始附着点离胫骨髁关节面尚有 4.5cm，故胫侧副韧带在越过膝关节以后，并非全长均附着于胫骨上。在韧带与胫骨之间尚有膝下内动脉和神经通过。

胫侧副韧带的浅部与深部纤维看起来虽然紧密融合，但又互相分开，损伤后几乎均在不同平面撕裂，可以说明此点。胫侧副韧带在膝关节屈伸时向前或向后滑动，它的中部纤维有时滑动、扭转、卷曲及突出，在韧带与胫骨之间有时发生摩擦，刺激附近脂肪、神经、血管及滑膜囊。

2.胫侧副韧带的功能：胫侧副韧带有保持关节稳定和调节关节活动的功能，其紧张度随关节位置的不同而改变。

膝关节在完全屈曲位时，韧带的前纵部紧张，后上、下斜部松弛；膝关节在半屈位时，大部韧带松弛，膝关节可有外翻和轻度旋转活动；膝关节完全伸直时，全部韧带紧张。

因此，膝关节在全伸位或全屈位时，胫侧副韧带与内侧半月板边缘密切连接，在膝关节活动时，部分限制了内侧半月板的活动。韧带紧张时，通过神经可使膝关节周围肌群发生反射性收缩，加强关节的稳定。

可以认为胫侧副韧带有三个功能单位：①浅层：前缘为长纤维；②深层：半月板股骨韧带及半月板胫骨韧带，或称为中关节囊韧带；⑧后斜纤维：与后关节囊相融合。

关于胫侧副韧带的功能，有不同意见：胫侧副韧带的浅层可以制止胫骨外旋和胫骨内侧间隙加大，深层可防止胫骨极度外旋。浅层的长纤维为膝关节内侧的主要稳定因素，当膝关节从伸直至屈曲 90°时，其最前方的长纤维变为紧张，而后部纤维松弛。实验上，在膝关节屈曲 0°~90°时，只要长纤维保持完整，即使切断深部纤维和后斜纤维，胫骨外旋不增加。相反，如果切断长纤维，而深纤维保持完整，则外旋增加。

四、腓侧副韧带

1.腓侧副韧带的构造：腓侧副韧带为一长约 5cm 的圆索，在上附着于股骨外上髁，恰在腘肌沟的近侧，向下后方止于腓骨头尖的稍前。

腓侧副韧带将股二头肌腱劈裂为二，与外侧半月板间隔以关节囊与腘肌腱，韧带之后为肥厚的关节囊。腓侧副韧带可以视为腓骨长肌向上的延长部分。

腓侧副韧带分为两部，通常所指腓侧副韧带系指其浅部，其深部旧名外短韧带。在发生上，由于胫骨与腓骨生长速度不一致，腓骨上端低于胫骨上关节面，腓骨头尖将原来关节囊牵下一部分而成其延长部，因此在胫骨上端后外缘有一部分无关节囊附着其上，而代之以腘肌肌腱。被牵下的关节囊延长部即腓侧副韧带深部。

与胫侧副韧带相反，腓侧副韧带与外侧半月板不直接相连，在外侧半月板与韧带深部之间尚隔以腘肌肌腱，围绕以滑膜鞘，在外侧半月板外缘中点之后，形成一斜行的沟。

2.腓侧副韧带的功能：胫、腓侧副韧带的位置均偏于膝关节的后方。屈膝时，侧副韧带松弛，胫骨可稍有旋转活动，不能限制外展、内收或旋转活动；伸膝时，侧副韧带紧张，膝关节变得稳定，可以防止膝过度伸直。小腿外旋时，腓侧副韧带松弛，有时可扭转、卷曲及突出。

五、小豆腓骨韧带（Fabellofibular Ligament）和外短韧带

小豆腓骨韧带在大小以及与腓侧副韧带的关系上均与外短韧带（腓侧副韧带深部）不同，在罕见的情形下可以发现，位于腓侧副韧带之后并与其相平行。

外短韧带向上附着于股骨外侧髁，向下附着于腓骨小头尖及其上内缘，游离后缘贴于腘肌肌腱筋膜上，并与其紧密粘连，形成腘弓状韧带。外短韧带的上缘，在腘肌肌腱附着于股骨处与其融合，它在腘肌肌腱之前与关节囊相连，在形态上为关节囊的加厚部，在功能上加强腓侧副韧带。

Dujarier 称外短韧带为膝关节的籽骨腓骨韧带，他认为腘弓状韧带腓

骨部的最前纤维形成一条相当坚强的韧带，称为 Berlin 韧带，此韧带的近端附着于腓肠肌外侧头的籽骨。Last 描述此韧带的上附着点靠近腘肌肌腱的股骨附着点。

可以认为，外短韧带主要为腘弓状韧带外侧弓的一部，或为后关节囊的加强部。腓肠肌外侧头籽骨缺如时，外短韧带常完全缺如或纤细；有腓肠肌外侧头籽骨时，外短韧带为一坚强韧带，由籽骨起始，经跖肌与腓肠肌外侧头之间，至腓骨小头尖。此韧带几与腓侧副韧带大小相等并与其平行，其止点在股二头肌腱止点后部，介于股二头肌腱前、腓肠肌外侧头后之间。韧带的籽骨起点与腓侧副韧带股骨起点间的距离约为 2cm，而此两韧带在腓骨头止点间的距离不超过 1.5cm。

膝下外血管有时行于关节囊与小豆腓骨韧带之间，如同有的血管行于关节囊与腓侧副韧带之间，说明此韧带由关节囊相对独立，它连接小豆骨与腓骨，其大小与外短韧带又有所不同，故定名为小豆腓骨韧带更为合适。此韧带的出现与小豆骨存在相关，小豆骨出现率为 8%~10%，但有的报告可高至 16%。此韧带的出现率为 8%~16%。小豆骨骨化在 16~20 岁完成。

六、膝交叉韧带

膝交叉韧带位于膝关节深部，分为前、后两条，在胚胎上由髁间的隔障发生。所谓前后，是以附着于胫骨的前后作为标准。膝交叉韧带占据髁间间隙，其构造恰似交叉四边形闭合链。在膝关节屈伸过程中，前、后交叉韧带之间的交叉点所形成的运动轨迹相当于膝关节的瞬时运动中心。

膝交叉韧带这个特点与骨结构的解剖特点共同制导膝关节，按一定方位运动。

(一) 膝交叉韧带的构造

前交叉韧带起于胫骨上端非关节面髁间前区的内侧和外侧半月板前角，向上后外呈扇形，止于股骨外侧髁内侧面的后部，平均长 3.9cm（3.7~4.1cm）。其血供来自膝中动脉，由上附着点进入。膝完全伸直时，前交叉韧带为髁间切迹前外侧部分的补充切迹所容纳。后交叉韧带附着于胫骨内、外髁关节面之间的后方，延伸至胫骨上端的后面，约在胫骨平台下方约 0.5cm 处。

后交叉韧带向上前内，在前交叉韧带的后内侧，止于股骨内侧髁外侧面的后部，其附着点呈半圆弧状，长约 32mm，下界凸出而上界呈水平状，平行于股骨髁关节面的下缘，距收肌结节水平约 23mm。后交叉韧带常接收由外侧半月板后角发出的一束纤维，在其前者称为半月板股骨前韧带或 Humphry 韧带，在其后者称为半月板股骨后韧带或 Wrisberg 韧带。

后交叉韧带较前交叉韧带大而短直，中部最窄，向股骨附着部逐渐增宽呈扇形，后部宽大。由于后交叉韧带在股骨附着部呈前后方向，而其胫骨附着部呈由外向内方向，因此本身有扭转。后交叉韧带平均长 38mm，宽 13mm，其强度为前交叉韧带的 2 倍。在伸膝位，后交叉韧带走行方向近乎垂直，而在屈膝位则较为水平。后交叉韧带分为前、后束，伸膝时前束松弛后束紧张；屈膝时前束紧张后束松弛。

（二）膝交叉韧带的功能

膝交叉韧带在维持膝关节各个方位的稳定起限制作用。

前交叉韧带能防止胫骨在股骨上向前移位，或股骨向后移位，同时能制止膝关节过分伸直。当足固定于地上，亦即小腿固定不动时，能防止股骨内旋。如果认为前交叉韧带的主要功能是在伸直最后阶段限制胫骨的外旋，则也有理由认为后交叉韧带的主要功能是在屈曲时限制胫骨的内旋。

屈膝时，前交叉韧带与腓侧副韧带可视为外侧髁的副韧带，后交叉韧带与胫侧副韧带可视为内侧髁的副韧带。前交叉韧带与前抽屉试验的关系不甚明了。Palmar 在尸体上研究观察，发现如前、后交叉韧带完整，切断胫、腓侧副韧带及膝关节囊后部，不产生前抽屉试验阳性。但有的作者观察与此相反。

前交叉韧带可以防止膝关节过度内、外旋，但文献对此韧带在维持膝关节旋转稳定方面的作用并不一致。前交叉韧带分为窄的前内带和较大的后外侧部分，其限制作用随膝关节的位置而不同。Furman 发现前内侧韧带在屈曲时紧张，而后外侧部分在伸直时紧张。可以将这个韧带视为两个板（盘），即窄的前内板和较宽的后外板，可允许不同的运动。

切断前交叉韧带的后外侧部分，过度伸直增加。前抽屉试验在膝伸直时呈阳性，而在屈曲时呈阴性，因在后者，前内侧韧带紧张，此位置可以防止胫骨向前移位。如前内侧韧带被切断，完整的后外侧部分将会变得紧张，伸直时前抽屉试验呈阴性，而在膝屈曲时前抽屉试验呈阳性；过度伸直下，前抽屉试验不增加或很少增加。如整个前交叉韧带均被切断，则在所有位置均为阳性，膝关节产生旋转不稳；但如果部分被切断，则不致发生。前交叉韧带的断裂可增加膝关节过伸，在防止过伸上，后外侧部分较前内侧韧带起更大作用。前抽屉试验阳性说明交叉韧带或完全断裂，或前内侧韧带断裂。

前交叉韧带在膝关节伸直、半屈曲或完全屈曲时均紧张，但仔细分析，在伸直时仅前部纤维紧张；开始屈曲时，胫骨内旋，前部纤维松弛，而中部纤维紧张；完全屈曲时，后外侧纤维紧张。Kennedy 发现膝关节在完全伸直、屈曲 5°和 20°时，前交叉韧带紧张；在屈曲 40°和 50°时最为松弛，但当屈曲 70°~90°时又变为紧张。在所有屈曲位置下；胫骨内旋均使前交叉韧带紧张，即便屈曲 40°也是如此。

胫骨外旋、外展也使前交叉韧带紧张。膝关节完全性前脱位（由于过度伸直）以及膝后直接暴力均可使前交叉韧带断裂。Brantigan 和 Voshell 观察发现前交叉韧带具有以下功能：①限制胫骨在股骨上向前滑动；②膝关节伸直时，与关节囊、两侧副韧带及后交叉韧带一同限制侧方运动和旋转运动；③膝关节屈曲时，与关节囊、胫侧副韧带及后交叉韧带一同限制侧方运动和旋转运动（此时腓侧副韧带松弛）；④与后交叉韧带一同限制过度屈曲，此时股骨髁、胫骨髁、半月板、关节囊后面的股骨附着点以及腓肠肌两个头的股骨附着点亦起辅助作用；⑤与后交叉韧带、两侧副韧带、关节囊后部及腘斜韧带一同限制过度伸直，股骨髁及半月板亦起辅助作用；⑥前交叉韧带借助于股四头肌的间接作用，在膝关节伸直最后阶段，能限制胫骨的旋转。

后交叉韧带膝关节静力稳定中有一定重要性，其主要功能为：①限制胫骨后移：单纯切断后交叉韧带，屈膝位胫骨后移平均为 9.6mm，伸直位为 1.2mm，可出现中立位和外旋位后抽屉试验阳性。②限制过伸：Kennedy 在实验中发现，膝过伸 30°时，可导致后交叉韧带断裂。该作者认为，在对抗过伸的静力结构中，首先是后关节囊，其次是后交叉韧带，然后是前交叉韧带。有些作者与此意见相反，认为只有在切断前交叉韧带以后，后交叉韧带才有对抗过伸的作用。③限制旋转：在新鲜尸体标本上，切断后交叉韧带，屈曲位外旋活动平均增加8°，内旋活动增加3°。后交叉韧带有明显限制膝关节旋转的作用。④限制侧方运动：与前交叉韧带具同等重要性。后交叉韧带无论在屈曲位或伸直位均不松弛。伸直时，其股骨附着点呈水平位，后部纤维承受最大应力；半屈曲时，前部纤维变为紧张；完全屈曲时，其股骨附着点呈垂直位，前部纤维承受最大应力。

多数学者认为，后交叉韧带有防止胫骨超过正常向后移位之作用，因此使胫骨后移的暴力可引起后交叉韧带的断裂。

第三节　膝关节的肌肉

膝关节的肌肉包括前方的股四头肌肌和后方的腘部肌肉。

一、股四头肌肌腱

（一）股四头肌肌腱的组成

股四头肌肌腱由股头肌的四部分相合而成，分为髌上部、髌部及髌下部三部分，其髌上部止于髌底和侧缘。股四头肌收缩时，力线与大腿并不成一直线，而是沿着抵止于胫骨粗隆的方向，故髌骨有脱位的倾向。

股四头肌腱分为三层，浅层为股直肌肌腱，附着于髌底前缘，其纤维大部覆盖髌骨前面的粗糙面，向下延长为髌韧带。中层为股内、外侧肌，在股直肌腱旁形成两个隆起，此两条肌腱亦止于髌底，但在股直肌平面之后，相当于髌骨内、外侧缘上1/3，股内侧肌肌腱在髌骨内缘的抵止处更为靠下，约占其内缘上2/3，在股直肌肌腱之后，其附加纤维向下延伸至胫骨内、外侧髁，移行为髌内、外侧支持带。深层为股中间肌肌腱，附着于髌底更后的平面。股中间肌下部深面有少许肌束形成膝关节肌，止于髌上缘和膝关节囊，作用能伸膝和向上牵引膝关节囊。

由于股四头肌的四部分在不同平面附着于髌底，故当股四头肌肌腱撕裂时，仅有部分受到牵连。股内侧肌在功能上分为长部和斜部。长部较大，位于近侧，纤维方向近乎垂直，与股骨纵轴呈 15°~18° 角；斜部位于肌肉远侧 1/4，与股骨纵轴成 50°~55° 角。股四头肌的扩张部从股内、外侧肌的下缘在髌骨前交叉，并向前越过股直肌髌部的纤维。此扩张部与深筋膜相粘连，能维持髌骨的稳定，并加强膝关节囊。

在髌尖和胫骨髁之间有内、外侧支持带联系。支持带分为两层，浅层纤维纵行，称为内、外垂直支持带；深层纤维横行，称为内、外水平支持带。支持带甚为坚强，特别以内侧为甚，能防止髌骨向外脱位。由于股四头肌牵引力量位于膝关节中心之前，可以增加肌肉的杠杆作用。

直立时，因力线落于膝前，股四头肌并不需要有力收缩；身体前倾时，股四头肌甚为松弛；站立时，如无意中受到身后暴力袭击往往摔倒，这是因为股四头肌未及收缩之故。

(二) 股四头肌肌腱断裂

股四头肌强力收缩时，除可引起髌骨骨折外，肌腱亦可断裂，多在髌上发生，常伴有关节囊撕裂。髌韧带在股四头肌突然收缩抵抗拉力下亦可断裂，一般多为完全性，不仅累及附着于髌骨下极的纤维，并扩展至两侧的扩张部，经常将髌骨下极撕裂一小块。

(三) 股四头肌瘫痪

股四头肌瘫痪时，患者行走可表现两种跛行步态：①如内收肌良好，患者先将下肢外旋，然后借内收肌的作用将肢体拉向前方；②利用腰方肌将患侧骨盆提起，并借臀中肌的作用将下肢外展向前跨出一步。

股四头肌瘫痪后，膝关节在伸直位时很不稳定，患者往往以手支撑膝部，或借腓肠肌收缩以保持膝关节稳定。由于腓肠肌长期处于紧张状态，跟腱短缩可引起马蹄足畸形。单纯股四头肌瘫痪患者，膝关节可借臀大肌和腓肠肌的作用获得一定代偿，但膝关节的伸直力量却无法改善，稍一不慎即可倾跌；如同时伴有马蹄足畸形，将进一步加重跛行。如股四头肌与腓肠肌同时瘫痪，将发生膝关节过伸畸形。

文献报道代替股四头肌的方法甚多，但以用股二头肌和半腱肌代替较为理想。股二头肌肌腱力量较强，与半腱肌同时移植，可使膝关节获得一定伸直力量与稳定性，又可防止单纯股二头肌移植后引起的髌骨脱位。如股二头肌亦瘫痪，可用髂胫束代替；如半腱肌亦瘫痪，则可用股薄肌或缝匠肌代替；如股后肌亦瘫痪，还可用股直肌—髂胫束或腹外斜肌—髂胫束移位替代股四头肌。应当注意，在施行这类手术时，应将髋关节与膝关节视为一个整体；如臀大肌已完全瘫痪，还需要加强髋关节的稳定性。

二、腘部肌肉

(一) 股二头肌肌腱

在大部分低等动物，股二头肌肌腱在膝外侧形成广阔的一层，越过腓骨头和胫骨外侧髁，但并不附着其上。随进化发展，股二头肌肌腱变小，其附着点也愈靠向近侧。有的作者认为，膝关节外侧的稳定主要靠髂胫束而非股二头肌肌腱，后者在膝关节和小腿的外旋中更为重要。Kennedy 则认为，膝关节外侧的稳定主要为股二头肌肌腱和腘肌肌腱。当然，膝关节囊及髂胫束也参与支持。

股二头肌腱向前下，当其抵达腓侧副韧带前分为三层。浅层在腓侧副韧带之外，长而广阔，下行至小腿的侧面；中层围绕韧带；深层在其内面和深面。

浅层又分为三个扩张部分。前部薄，呈层状，向前在腓侧副韧带的浅面呈扇状，与小腿前筋膜融合。

前扩张部很坚强，其方向与内侧的鹅足相似，向下可远至膝下 5cm。它也发出一些纤维向前至 Gerdy 结节。浅层的中部在腓侧副韧带最下部和腓骨头散开，与小腿腓骨肌筋膜相融合。部分深部纤维止于腓骨小头的外侧面，后扩张部向下与小腿后筋膜融合。股二头肌腱浅层可使膝关节屈曲并外旋，可能股二头肌与髂胫束下部的坚强筋膜性连接可使后者在不同屈曲度时紧张。

髂胫束上与股骨、下与胫骨借肌间隔固定。髂胫束在膝关节屈曲 15°~30°时最为紧张，在此位置也最容易受损。股二头肌腱有坚强而复合的胫骨附着点，对膝关节起稳定作用。股二头肌肌腱中层薄而分层不清，包绕腓侧副韧带下 1/4。在前、内、外与腓侧副韧带之间隔以滑膜囊，它有一条纤维束附着于腓侧副韧带的后缘。

股二头肌肌腱中层与腓侧副韧带紧密联系，这样使腓侧副韧带在膝关节逐渐屈曲时保持紧张，起到稳定作用。

股二头肌肌腱深层在腓骨头近侧分叉，分叉点有的恰在腓骨头以上；有的可在其上 2cm，甚至高达 5cm。腓骨附着点至腓骨头尖和腓骨小头上面，在腓侧副韧带远侧附着点的深面。此层的扩张部越过胫腓关节的上面，加强其关节囊，附着于胫骨前外侧面。

当膝屈曲时可将关节囊向后牵引，避免关节囊嵌夹于关节间而使其保持紧张，发挥关节囊稳定膝关节的作用。股二头肌肌腱深层还有附着点至胫骨后部，犹如内侧的半膜肌。在屈膝挛缩畸形，切断股二头肌肌腱时，应注意勿损伤腓总神经。

（二）半腱肌腱与半膜肌腱

半腱肌肌腱在股薄肌肌腱和缝匠肌肌腱的深面和下方，三腱同止于胫骨粗隆内侧，止端互相愈着，与胫侧副韧带之间形成一个大的鹅足囊。半膜肌肌腱在半腱肌肌腱的深面至小腿。

（三）腓肠肌内、外侧头

作为腘窝下界的腓肠肌有两头，内侧头较高，起自股骨内上髁；外侧头起自股骨外上髁在腘肌腱及腓侧副韧带上方。在外侧头内常有一籽骨，在侧面 X 线影像上特别清晰，呈圆形或卵圆形。此二头向下合为一肌腹，与比目鱼肌合成跟腱，止于跟骨。

（四）跖肌

在腘部，肌腹呈细小的梭形，起于股骨外上髁上缘和膝关节囊，位于腓肠肌的外侧头与比目鱼肌之间，止于跟腱的内侧或单独止于跟骨。

（五）腘肌

腘肌在膝关节之后，由一扁平的细腱起自股骨外上髁外侧面腘肌沟的前部，起端在膝关节囊内，肌束斜向内下方，在腓侧副韧带和外侧半月板之间，止于胫骨后面比目鱼肌线的上方，其起止情况与由肩肱关节穿出的肱二头肌肌腱相似。腓侧副韧带在浅面与其交叉，正常在切开膝关节腔外侧室时不能见到腘肌肌腱，但有时腘肌腹位置较高，可止于胫骨髁水平，以致腘肌肌腱的长度只有正常的一半。

腘肌肌腱还可有副头，称为腓胫肌。腘肌是小腿的一块屈肌，能使胫骨内旋。当膝关节半屈和外旋时，处于紧张状态。腘肌和股四头肌均与后交叉韧带有协同作用，为膝关节后方直向动力稳定因素。后交叉韧带断裂，用腘肌肌腱移位替代，其走行方向与后交叉韧带十分接近，且可保持重建"韧带"具有血供。

膝关节的功能除有赖于正常的关节构造及韧带外，亦有赖于膝部的屈伸肌肉。膝关节屈肌瘫痪时，膝关节可因髋关节屈曲和小腿重力而获得被动屈曲以满足步行需要。如腓肠肌仍然健全，尚可控制膝关节过伸，并保持一定稳定性。

第四节　膝关节的运动

一、膝关节的构造与运动的关系

股骨外侧髁的前后径较内侧髁为大，但内侧的前后径斜行，胫骨的外侧髁和外侧半月板比内侧小，如将膝关节由完全屈曲至完全伸直的运动比作车轮的转动，当股骨外侧髁已转动完毕，而内侧髁尚未走完全程，它与内侧半月板同时向内转动。

伸直时，外侧髁的转动被两种机械因素所阻止，一方面外侧半月板的前缘嵌于髁间切迹前部至外侧髁外方的弯沟内；另一方面，前交叉韧带紧张将占满髁间切迹的前外侧部，这种机械因素可以防止外侧髁继续转动。当股骨内侧髁转动最后路程时，因为股四头肌腱继续收缩，这样股骨即以前交叉韧带为支点，沿股骨的纵轴向内转动。此时股骨的外侧髁连同外侧半月板一同向前在胫骨的外侧髁上滑动。

胫骨的外侧髁比较宽厚，可以将股骨外侧髁紧紧截住，并帮助向前滑动；胫骨内侧髁比较凹深，可以帮助屈伸和旋转运动。

同样，当膝关节由完全伸直到完全屈曲时，最初股骨的内侧髁先沿股骨的纵轴向外旋转，股骨外侧髁连同外侧半月板向后滑动，然后内、外侧髁再共同向后屈曲。

根据以上叙述，可以看出，股骨内侧髁的转动并不需要什么特殊的肌肉，股四头肌借助于前交叉韧带的支点作用单独收缩即可。

二、膝关节的应力状态

膝关节承受的压应力除与体重直接相关外，其应力状态主要与三个因素有关：

（一）关节的稳定性（或适应性）

膝关节属于单轴关节，其稳定性取决于骨关节面、半月板及关节韧带。如遭到破坏，膝关节的稳定性和关节应力就会发生改变，如缺少前交叉韧带和胫侧副韧带，膝关节的稳定性大约减少1/4。

（二）关节的应力轴线

膝关节的应力轴线是从股骨头中心通过髌骨中心到距骨中心的一条直线，也称为胫骨的"力轴"。"力轴"正常时，应力在胫骨平台上的分布基本是均匀的。如内侧半月板和胫侧副韧带切除后，这个"力轴"遭到破坏，应力轴线就偏向膝关节内侧。

（三）关节负重面

胫骨内侧平台的承载面大于外侧平台，如以胫骨髁间隆起为中心，平台两侧的压应力相等，则内侧平台的平均压应力应低于外侧平台。在膝外翻，如股骨内侧髁与胫骨内侧平台直接接触，实际内侧平台的承载面减少，局部的压应力相对增加。上述三个方面在恢复关节正常或接近正常的应力状态中是很重要的原则。膝关节发生骨性关节炎后出现变形，施行截骨术，恢复应力状态，从生物力学的观点来看是有益的措施。

三、膝关节运动的范围

膝伸直为中立位，膝关节的正常活动范围屈曲为135°，伸直为0°，过伸10°左右。过伸如非常明显，可发生膝反弓。膝伸直如由蹲位起立、向前迈步和踢足球等，屈曲如下蹲或行走中后足离地等，膝主动屈曲可达140°，髋伸直时，因股后肌群松弛，膝主动屈曲达130°，被动屈曲达160°，足跟几贴于臀部。

膝的轴性旋转（axial rotation）只在屈膝时进行，坐位下小腿沿桌边下垂时，足尖向内为内旋（0°~30°），足尖向外为外旋（0°~40°）。膝屈曲超过90°后，旋转活动减少。

膝关节所以只在屈曲状态下发生旋转，是由于：①当曲率半径较短的股骨髁后部与胫骨平台相贴时，膝周围韧带松弛，膝可有活动余地。②膝屈曲时，胫骨髁间结节恰好与股骨髁间窝相对并于其中活动；而当膝伸直时，胫骨髁间结节的任何旋转将被股骨髁所阻止。行走中，胫骨对股骨的旋转平均为 8.6°（4.1°~13.3°），摆动期屈膝时发生内旋，支撑期伸膝时发生外旋。由于胫骨内侧髁间结节内面凹陷，外侧髁间结节外面凸出，股骨外侧髁不易停留其上，因此旋转运动轴通过内侧结节，而不位于两结节中央。股骨外侧髁在胫骨平台上的活动范围约为内侧髁的 2 倍。

股骨髁在胫骨平台上的运动兼有滚动和滑动两种形式。前者即物体移动时，其运动横轴同时向前移动；后者即物体移动时，其接触面的许多点仅与相对静止物体的某一点接触。这两种形式的运动由膝关节面形状和韧带的限制所决定。股骨两髁的滚动范围有所不同，股骨内侧髁在屈曲开始 10°~15°时滚动，而外侧髁滚动可持续到 20°，这正相当于正常行走的屈伸范围。在屈曲最后阶段，股骨髁没有滚动，只是滑动。股骨髁关节面约为胫骨平台的 2 倍，如果股骨髁只有滚动，则膝屈曲一定程度后，股骨髁将超过胫骨平台后缘而脱位；如只有滑动，则膝屈曲时，股骨腘面将抵于胫骨平台而受阻。

（一）屈曲

主要运动肌为股后肌群，辅助肌有股薄肌、缝匠肌、腓肠肌和腘肌。除股二头肌短头和腘肌外，均为双关节肌。屈肌肌力约为 15kg，为伸肌的 1/3。股后肌群兼为伸髋肌和屈膝肌，其屈膝作用随髋的位置而定。髋屈曲时，股后肌群起止距离增大，肌肉变得紧张；屈髋 40°时，股后肌群稍增长，只有膝稍屈曲才保持其原有距离；屈髋 90°时，股后肌群紧张，即使屈膝 90°，仍不能补偿肌肉增长的距离。屈髋超过 90°时，只有靠经过训练的股后肌群的弹性而能将膝保持充分伸直。

缺乏锻炼的人，股后肌群因屈髋而受到牵拉，屈膝效能越为明显。如最大限度伸髋，股后肌群松弛，屈膝效能减小。站立时，股后肌群在腓肠肌协同下对抗股四头肌，一同稳定膝关节。其中，股二头肌和半腱肌电位活动较大。由蹲位起立时，股二头肌和半腱肌拉小腿上端向后，间接参与膝的伸直。腓肠肌在膝屈伸动作中，如站立、下蹲及由蹲位起立时，均出现电位；身体前倾时，电位活动更为明显。腓肠肌瘫痪可引起膝反弓，但如股后肌群瘫痪而腓肠肌良好时，则可防止膝反弓。

（二）伸直

主要为股四头肌，除股直肌为双关节肌，兼具屈髋、伸膝功能外，余均只有伸膝作用。股四头肌总横截面约为148cm²，收缩距离为8cm，可产生42kg的力，为屈膝肌的3倍。在跳高、跳远的起跳瞬时，髌韧带承受的拉力约为285kg。从蹲下到起立过程中，肌电图显示，股四头肌四个头收缩开始和停止的时间不同，股直肌开始收缩晚而停止早，股内侧肌在伸直的末期很快增加其活动。股直肌仅提供股四头肌肌力的1/5，由于髂前上棘至股骨髌面的距离在屈髋时比伸髋时为短，因此屈髋伸膝时股直肌相对延长和松弛，不如其他三肌的伸膝效能；但在行走中，支撑腿将离地时，股直肌可提供动力，当腿向前摆动时，股直肌又迅速使髋屈曲和膝伸直。

股内侧肌在完成伸膝最后10°~15°时并在扣锁机制中起重要作用。在下肢支撑体重时，股四头肌与股后肌群共同稳定膝关节，在行走时的摆动中期，虽有小腿的惯性作用，但股四头肌的伸膝作用也较重要。

（三）内旋

指胫骨向内旋转，为半腱肌、半膜肌及缝匠肌的作用，受关节囊和前交叉韧带的限制。膝关节的主要生理运动为屈伸，运动轴横贯股骨内、外侧髁的后上部，屈伸时此横轴前后移动。股骨髁中部扁平，曲率半径较大，前半部和后半部近似圆形，曲率半径较小。连接股骨髁不同弧度的曲率半径中心点，形成两条背靠背略呈心形的曲线，称为瞬时中心曲线（InstantCenterCurve）或渐屈线（Evoluteline）。两个心形线的连接点呈一陡尖，其曲率半径最大，在内侧髁为38mm，在外侧髁达60mm。这个连接点的曲率半径与股骨髁关节面的相交点称为传递点（Transmission point）。其前方为髌股关节面，后方是股胫关节面，因此，瞬时中心曲线即为膝关节由伸到屈过程中运动轴由前向后移动的轨迹。安装大腿假肢或支具时，膝关节的枢轴应装置在股骨髁中、后1/3交界处，相当于膝关节线上方2.5cm。从此点作为关节的中心，较符合生理特点。

膝关节屈曲时，可有旋转运动。垂直轴位于髁间隆起的内侧，但此轴并不固定，随屈曲角度加大渐向后移，接近后交叉韧带。

四、膝关节运动时构成关节各骨性部分的相互关系

膝关节的断面研究表明，髌骨和股骨间的相互关系随下肢的位置变化而有很大不同。当膝伸直时，髌骨关节面的中部并不和被盖有软骨的股骨髁相接触，而是和位于髁上方的髌面相接触，同时因为髌骨关节面的内侧部较外侧小，在膝关节伸直时不与股骨内侧髁相接触，但其外侧部在不同位置下仍完全贴附于股骨外侧髁。

膝关节屈曲成直角时，髌骨贴附于股骨髁和被盖有软骨的髁间窝；膝关节强力屈曲时，髌骨位于股骨两髁之间，其关节面的外侧部和内侧部很准确地贴附于股骨髁。在矢状断面上，膝关节伸直时，位于垂直方向的髌骨关节面的中央部与股骨髁和髌面相接触，而髌骨的上、下部既不贴于股骨髁，也不贴于髁间窝；膝关节屈曲成直角时，髌骨稍微偏斜，其上部和股骨髁相接触，髌骨嵴的上部贴附于股骨，而它的下部游离，并为脂肪垫所包绕，后面界以滑膜。

膝关节强力屈曲时，髌骨几呈水平方向，髌骨嵴朝向髁间窝，而髌骨的侧部支撑于股骨髁上。

因此膝关节愈屈曲，髌骨的侧部与股骨髁相接触也愈多。膝关节伸直时，仅髌骨中部与股骨相接触；膝关节屈曲成直角时，髌骨上部与股骨相接触。股骨与胫骨的接触面根据膝关节的位置也有所不同。膝关节伸直时，股、胫骨髁接触面位于关节前面附近；膝关节强度屈曲时，该点便显著后移，并且两骨的接触面显著缩小。

膝关节伸直时，虽然髌骨贴附于股骨内侧髁较多，但是髌骨向外脱位比向内更常见。原因是在膝关节伸直时，髌骨的内侧缘显著突向前方，容易遭受外伤。髌骨向外脱位时，髌骨的内侧缘因关节囊较弱而易被撕裂；髌骨外侧缘因髂胫束加强，不致撕裂。

膝关节的膝交叉韧带和两条侧副韧带在很大程度上阻止了膝关节的脱位。膝关节侧向移动不但受韧带的阻挡，而且也受胫骨髁间隆起的限制。此外，关节面的侧部较前、后部更为靠紧。这些事实都说明，膝关节的侧方脱位较前后脱位为少，而在前、后脱位中以向后脱位较多。

五、膝关节运动的分析

膝关节虽然在理论上属于屈戍关节，但实际上可以沿两个轴运动，即沿横轴的屈伸运动和沿纵轴的旋转运动。

正常时，膝关节的屈伸运动范围约为150°，过度屈曲为股四头肌的张力及大腿与腘部的肌肉所限制。由于胫骨关节面的位置靠后并后倾，故膝关节一般不能完全伸直。开始屈曲时为滚动，但迅速变为滑动，半月板在膝关节屈曲时向后滑动，伸直时向前滑动。股骨内侧髁在伸直时向后移动，而髌骨在屈伸时则在股骨髌面上滑动。伸直时，胫骨因股四头肌收缩而紧贴股骨固定不动，但在屈曲时因股四头肌松弛则活动。

膝关节屈曲时，髌韧带紧张，半径中心（相当于股骨髁的后缘）变短，髌韧带的最大伸展将降低，接近半径中心的结构如筋膜性支持带和肌性支持带内、外侧部分伸展较小。膝关节伸直时，接近半径的结构如筋膜性支持带紧张，而远离半径的结构如髌韧带和邻近结构不紧张。在此位置下，由于筋膜性和肌性支持带伸展度不够，不在有效位置下，股四头肌力量受限。由于股四头肌力量不能借伸展的髌韧带传递至胫骨，故伸直不完全。如将筋膜性和肌性支持带切断，取消限制，则股四头肌的力量可以经髌韧带传达至胫骨，从而更好地发挥效力。

在膝关节屈曲、伸直及旋转时，半月板均随股骨髁在胫骨髁上被动滑动，外侧半月板较内侧半月板活动度更大，其弹性使得它在不同位置下相应地改变形状，并始终在关节间隙内。

膝关节屈曲时，两个半月板均向后移动，但程度不同，内侧半月板仅向后移动几毫米，但外侧半月板向后至少1cm。完全屈曲时，两个半月板的后部正位于股骨髁和胫骨髁之间。在过度屈曲时，其向后滑动甚至可突出于胫骨的后缘1cm，其形状亦相应发生改变，外侧半月板更是如此。膝关节伸直时，半月板的位置仅相对前移，实际上保持静止。屈曲并旋转时，外侧半月板的活动度较内侧为小。

第五节　膝关节的血运

膝关节由股动脉、腘动脉、胫前动脉和股深动脉供血，这些血管在膝关节区分支构成动脉网，包括髌网、股骨外侧髁和内侧髁网、髌下网、半月板周围网、髌韧带网、滑膜网等。由膝关节近端与远端的动脉网和动脉分支所构成的吻合支不仅是关节结构的营养来源，而且在腘动脉主干发生血供障碍时，是侧副循环的主要途径。

膝关节区有很多侧副循环途径，其中最主要的有两条：一条是膝上侧副弓，由膝最上动脉和与髌网有广泛吻合的膝关节动脉所构成；另一条为股深动脉侧副弓，由股深动脉的第 3 穿动脉和旋股外侧动脉降支与膝关节动脉的近侧支的吻合支所构成。膝关节的穿刺应在髌骨两侧 1.5~2cm 和半月板上方 2~3cm 处进行，这里的血管最少。

第六节　膝关节的神经支配

膝关节前部由股神经的肌支、闭孔神经前支及隐神经支配；后部由坐骨神经及其分支胫神经和腓总神经、闭孔神经的后支支配。罕见情况下，副闭孔神经亦参与。

在膝关节前内侧和后外侧有较多分支，但在关节前面的上外侧部，神经分支极少。根据 Gardnor 描述，来自股神经的膝关节支起自隐神经和至股四头肌的肌支，起自隐神经者支配膝关节的前内侧，至股中间肌的支支配髌上部，至股外侧肌的支支配前外侧。这些支常互相吻合并重叠分布。闭孔神经后支的分支沿股动脉和腘动脉至膝关节，主要分布于膝关节囊的后内侧。来自胫神经的支一般为单一支，分布于膝关节囊的后侧。来自腓总神经的支亦常为单一支，分布于关节囊的前外侧。恰在腓总神经分为腓浅、深神经的部位，发出的返支主要分布于胫骨的前外面和胫腓关节，但也有一些小支至膝关节，支配髌下脂肪垫及邻近关节囊。

Wertheimer 解剖了 50 具人的膝关节，发现关节支发自股内侧肌神经 46 例（98%），发自股中间肌神经 32 例（62%），发自股外侧肌神经者 9

例（18%），发自隐神经者 10 例（30%），发自闭孔神经者 15 例（30%），发自坐骨神经者 28 例（56%）。假如不把几例坐骨神经高位分支计算在内，则此 28 例占 38 例标本的 73%。关节支发自腓总神经者 29 例（58%）。在 49 例标本中，有 40 例发自胫神经，因而此关节支有多种来源。切断神经治疗膝关节的慢性顽固性疼痛，即按照疼痛部位切断一条或一条以上的神经分支，止痛效果往往不够完全。

第七节　膝关节的淋巴

膝关节的前部和两侧有丰富的淋巴网。膝前和内侧的浅层淋巴汇入沿大隐静脉的淋巴管，汇入腹股沟浅淋巴结；后外侧浅淋巴管沿小隐静脉至腘窝浅淋巴结。深层淋巴先汇至腘窝淋巴结，后沿腘静脉和股静脉至腹股沟深淋巴结。

第 七 章
膝关节骨关节炎的诊断

膝关节骨关节炎临床上可分为原发性和继发性两种类型。但有时两种关节炎在临床上很难截然区分。

一、病史的采集

（一）发病年龄及性别

多发生于 50 岁以上的患者，女性较男性多（2:1）。

（二）发病诱因

膝关节骨关节炎常伴有过去的创伤、半月板切除、肥胖以及某些反复性的过度使用膝关节的职业性活动。

（三）加重或缓解因素

关节疼痛在活动时加剧，尤其在负重时明显，休息后可缓解。开始时疼痛为间歇性，但随着疾病的发展，疼痛变为持续性，即使在休息时也疼痛。晚期骨关节炎患者常见夜间痛。

（四）伴随情况

很少伴有全身症状。

（五）家族史

膝部骨性关节炎无明显家族聚集性。

（六）就医史

结合患者过去就医中所做检查，如 X 线检查以及抗 "O"、红细胞沉降率（血沉）、类风湿因子、HLA-B27 等，可为诊断提供参考。

二、临床表现

（一）疼痛

骨关节炎的主要症状是疼痛，起初是轻微的钝痛，不严重，不被引起注意；以后逐步加重，活动多时疼痛加剧，休息时好转；有的患者在静止或晨起时感到疼痛，稍微活动后反而减轻，所以称之为"休息痛"，原因是因为软骨下骨充血。活动过量时因关节摩擦也可产生疼痛，其疼痛的性质有时因天气变化、潮湿受凉而加重，常常误诊为风湿性关节病。

（二）关节肿胀

骨关节炎发展到一定程度，刺激滑膜增生水肿，关节肿胀明显，特别是形成滑膜炎时，关节内可有积液，关节的主动和被动的活动均受到限制。

（三）关节活动

功能受限患者常感到关节活动不灵活，关节僵硬，晨起或休息后不能立即活动，否则出现疼痛，需要经过一定时间的活动后才能解除僵硬状态。关节活动时有各种不同的响声，如摩擦音；有关节内游离体时，出现关节交锁。

体检可见关节肿胀，有中度渗液，膝关节髌研磨试验阳性，向内侧推压髌骨，髌骨下出现疼痛，膝关节过屈或过伸试验时疼痛加重，有时可以在皮下触及膝关节的游离体。

三、实验室检查

膝关节骨关节炎患者血常规、红细胞沉降速率（血沉）和 C 反应蛋白一般均正常，少数炎症严重患者血沉和 C 反应蛋白可轻度增高，但血沉一般不会超过 30~35mm/h。抗核抗体、类风湿因子和血清补体呈阴性。尿常规无特殊发现。但对继发性骨关节炎患者，如黑酸尿、褐黄病、血色病、肝豆状核变性和甲状旁腺功能亢进等患者，血尿常规检查有参考意义。

关节滑液检查受累关节如伴发滑膜炎可出现滑液量增多。本病滑液澄清透明，淡黄色，偶见浑浊和血性渗出，黏稠度可降低，但黏蛋白凝固性好，透明质酸浓度正常，蛋白可中度升高，LDH 升高；白细胞轻至中度升高，以淋巴细胞升高为主。此外，还可发现软骨和（或）骨碎片（磨损颗粒）。关节液中无机磷酸盐浓度增高，其浓度与本病的放射学表现严重程度相关。骨关节炎关节液清，白细胞总数低。

最近研究发现，关节液中的炎性因子如胶原酶、前列腺素和白介素-1等水平可升高。

多数骨关节炎的患者没有临床显著的关节渗出，或仅有少量的可在临床体格检查发现的关节内积液。骨关节炎关节渗出滑液的特点与仅有低度的滑膜炎是一致的。通常，关节液是清亮的，骨关节炎关节液总的白细胞计数不会超过 $2 \times 10^9/L$，通常在 $0.5 \times 10^9/L$ 以下，仅有约 15% 的细胞是多形核白细胞。骨关节炎关节液的黏蛋白试验呈明显的阳性反应。滑液中糖的含量与血中糖的水平大致相等。

四、影像学检查

X 线片是本病的常规检查项目，同时也是追踪骨关节炎患者病情变化的金标准。

拍膝关节 X 线片时，患者应取患膝单腿站立位拍摄前后位和侧位片。骨关节炎早期 X 线片多为正常，随着关节软骨逐渐消失，中晚期可见关节间隙不对称狭窄，但在伴发滑膜积液时，偶可见关节间隙变宽。

骨关节炎的 X 线特点为：①关节间隙狭窄，膝关节可小于 3mm；②关节面硬化变形；③关节边缘骨赘增生，提示软骨退变后，骨为适应增加的机械负荷而产生的相应反应；④关节腔内游离体（关节鼠）；⑤软骨下囊性变形成囊肿，边界清楚；⑥骨变形或关节半脱位，需与类风湿性关节炎的关节侵蚀相鉴别，后者通常伴有骨质缺损。

应当指出，受累关节放射学改变与症状之间缺乏良好的相关性。另外，在获得 X 线片过程中的一些具体因素，使得对 X 线片的质量控制较为困难：

1.医师开具申请单时没能准确地表明他的要求。许多膝关节骨关节炎的拍片都是卧位下拍摄的，而患者站立位拍摄 X 线片时，才易显示关节间隙狭窄，关节软骨变薄。

2.技术人员在放置患者体位时可能有特殊偏好，尤其是当患者站立或行走困难时。

3.当在拍摄站立位膝关节X线片时，患者的位置是特别重要的，屈曲度数的轻微改变即可导致较明显的关节间隙的狭窄。

4.评价X线的医务工作者可能没意识到预先的一些情况，除了技术人员技术操作的差异，在拍片和测量过程中的误差也可导致X线片评估结果的不同。

下面举例说明获得理想X线片的困难因素。通常无须考虑X线片的放大率，但是关节中心点与片夹的距离可影响其放大率。这个距离可以因患者体位的变化而有所不同。它可受患者的肥胖、疼痛使关节运动的受限、突出的骨赘的影响。在髋关节摄片中，这常常不是很大的问题，但是与膝关节的摄片有较密切的关系，因为许多膝关节骨关节炎患者是体型肥胖者。膝关节X线片的放大率可以达到35%。在平常的工作中，假定大关节的X线片的放大率是×1.0，所以在这种情况下就会导致关节间隙测量的不准确。

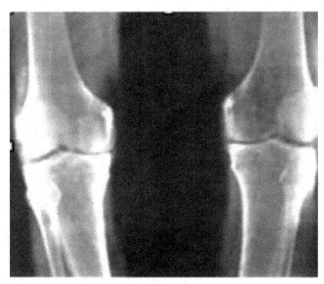

膝关节骨关节炎

注意其膝关节的内侧胫股间室狭窄呈双侧性。尽管经常出现假阳性的可能，但是一般考虑其病因为关节软骨的丢失。例如，膝关节的轻微屈曲能导致明显的胫股间室的狭窄。在该患者的双侧膝关节的内侧胫骨平台均出现内侧边缘小骨赘

Kellgren 和 Laerence（K&L）评分标准是应用最广泛的评估骨关节炎严重性的分级评分标准。它可以仅仅在有骨赘而没有关节间隙狭窄的情况下，就确立骨关节炎的诊断。然而，正如上面指出的，关节软骨的缺失而不是骨赘（或骨赘增生），才是骨关节炎最显著的病理特点。事实上，在没有关节间隙狭窄或其他骨改变的情况下，骨赘可能只是由于年老而不全是骨关节炎的表现。

骨关节炎膝关节的 X 线改变的 Kellgren & Lawrence 分级标准

分级	骨关节炎临床表现	X 线改变
0 级	无	无骨关节炎改变
I 级	可疑	轻微骨赘
II 级	轻微	明显骨赘，但未累及关节间隙
III 级	中度	关节间隙中度狭窄
IV 级	重度	关节间隙明显狭窄，伴软骨下骨硬化

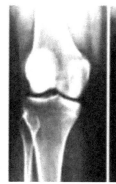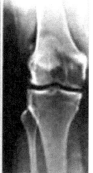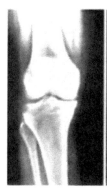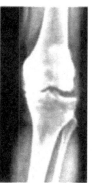

骨关节炎放射学严严性的 K&L 分级

从左到右：分别为骨关节炎 K&L 分级的 0 级，II 级，III 级和 IV 级

常规站立位拍摄 X 线片，与用计算机测量数字化的 X 线片相结合，尽管不是常规或者必需的临床方法，但是在临床研究中，对决定哪一种药物能减缓骨关节炎患者关节损害的进展速度有重要实用价值。这种方法对关节间隙的测量较常规的站立位的膝关节 X 线片具有更好的可重复性。使用这一高标准化的方法，对验证可改变关节结构损害的药物的有效性具有显著的优点。

与在一般性的研究中的 X 线片的可重复性小相比较，这种方法可以缩短试验时间，减少实验样本。

在临床评价某种药物或者生物制剂是否具有潜在性改变骨关节炎患者关节结构损害的过程中，获得系列 X 线片是最基本的。但在具体临床实践中，医师一般不给骨关节炎患者拍摄系列 X 线片。在首次门诊时，通常给予患者拍摄疼痛侧关节的 X 线片，以评价病理改变的程度和排除关节疼痛的其他原因（如类风湿性疾病、结晶沉着性疾病、感染等）。

然而，对骨关节炎关节重复摄 X 线片通常是不必要的，除非患者需进行关节手术或疾病迅速进展。但是所有半定量的评分系统，包括 K-L 评分，在基于下面两种假设的情况下，均有缺陷：①任何 X 线特点的改变（如关节间隙狭窄、骨赘）一直如此，以及在疾病的过程中恒定不变。②骨关节炎的不同 X 线特点之间的关系是恒定一致的。

上述这两种假设均无确实根据。在大多数病例，X 线显示的严重性的进展程度不是恒定的，而是呈现逐步进展的形式。每个骨关节炎患者在 X 线片上显示出来的具体进展程度，不具有一个可比较的速率。

例如，在有些患者，关节间隙丧失的速率可以比骨赘增生的速率快得多；反之亦然。应该认识到，既不能通过骨赘增生，也不能通过关节间隙狭窄程度，对早期骨关节炎的患者的关节内病变进行精确的评估。

因此对于骨关节炎的诊断，不能只局限于放射学的检查，对临床症状的分析更为重要。新的成像技术如磁共振、超声成像和高分辨率 CT 以及新的图像分析和数据处理方法，如三维重建和图像数字化贮存与测量等的应用，将有助于骨关节炎的早期诊断和监测。近几年，随着 MRI 技术应用于骨骼系统检查以来，大大提高了膝关节骨关节炎的诊断率。它有助于详细了解关节结构的微细变化，避免了关节腔造影的创伤不良反应，具有 X 线片无法比拟的优越性；但 MRI 价格昂贵，尚不能代替 X 线片作为常规检查。

五、关节镜检查

关节镜能直接观察关节内部情况且创伤小，已成为关节疾病诊断和治疗的重要手段。但由于本检查属于创伤性检查，可能伴发出血、感染等不良反应且费用较高，尚不能作为常规检查方法。另外，关节镜不能观察到全部关节软骨，因此不能达到早期诊断的目的。

六、鉴别诊断

骨关节炎主要应与类风湿性关节炎和强直性脊柱炎相鉴别。

1.与类风湿性关节炎鉴别要点见下表。

类风湿性关节炎与骨关节炎的鉴别要点

	类风湿性关节炎	骨关节炎
起病年龄	儿童和成人，高峰 30~50 岁	随年龄增加
诱发因素	HLA–DW4	创伤、肥胖、先天异常（如髋臼发育不良）
起病	缓慢，有时急性	缓慢
全身症状	有	几乎不存在
早期症状	晨僵	白天活动多，疼痛加剧
受累关节	掌指、腕、近端指间关节最常受累，很少侵及远端指间关节	远端指间关节（Heberden 结节）负重关节（髋、膝）
体征	软组织肿胀，关节呈纺锤形、对称、肌萎缩明显，有皮下结节	骨赘，早期软组织肿胀轻微，关节肿呈瘤状，关节非对称性，肌萎缩不明显，无皮下结节
实验室检查	血沉增快，白细胞有时增高，类风湿因子阳性	血沉正常，白细胞正常，类风湿因子阴性
X 线	软组织肿胀，骨稀疏，关节间隙变窄，关节变形、半脱位、强直	关节间隙变窄，骨赘，骨硬化，关节无强直
病程	进行性	缓进性

2.脊柱骨关节炎应与强直性脊柱炎相鉴别。后者主要症状为下背部酸痛，并可向上扩展，脊柱僵硬感，活动受限，累及髋关节者较骨关节炎重。该病多发于年轻男性，主要病变在韧带附着部，逐渐骨化以致强直。严重者脊柱前后纵韧带和棘间韧带均有骨化，使脊柱呈竹节样改变。骶髂关节亦可硬化融合。X 线表现与骨关节炎有明显不同。

膝关节骨关节炎诊断标准临床表现：

1.过去的几个月中膝关节经常疼痛

2.关节活动时出现咔嚓音

3.发病期间早上关节僵硬≤30分钟

4.年龄≥38岁

5.体格检查时见膝关节骨性膨大

具有上述的 1、2、3 和 4，或者 1、2 和 5，或者 1 和 5 项者，可以诊断膝关节骨关节炎。其敏感性为 89%，特异性为 88%。

临床表现、实验室检查及放射学标准：

1.过去的几个月中膝关节经常疼痛

2.关节边缘有骨赘增生

3.滑液分析为典型骨关节炎表现

4.年龄≥40岁

5.发病期间早上关节僵硬≤30分钟

6.关节活动时出现咔嚓音

具有上述的 1 和 2，或 1、3、5 和 6 项者，或 1、4、5 和 6 项者，可以诊断为膝关节骨关节炎。敏感性为 94%，特异性为 88%。

在这些标准中，均包括患者发病的几个月中持续较长时间关节疼痛的主诉，这是尤为重要的一个诊断标准。因为许多有 X 线表现的患者不一定有关节疼痛症状，如果单纯依照关节的放射学表现为标准，则扩大了骨关节炎的诊断范围。所以，在临床工作中，必须将骨关节炎的临床表现、体征与受侵犯关节的 X 线表现综合起来进行考虑，以便做出合适及确切的诊断。

第八章
膝关节骨关节炎疼痛的非药物治疗

第一节　锻炼的必要性

目前，大多数医师对骨关节炎的处理方法是通过使用药物来减轻关节的疼痛，但通过指导骨关节炎患者进行锻炼来减轻疼痛，尚未被广泛应用。通常认为，这些锻炼针对的仅仅是骨关节炎关节的肌肉力量小、关节活动范围受限及关节疼痛方面。然而，由于骨关节炎可导致严重功能受限及残疾，有效的治疗更需关注全身的情况，而不仅仅是针对局部的关节损害。所提示的锻炼计划也需要考虑关节不能活动所带来的全身性的功能受限和残疾。

一位骨关节炎患者的锻炼计划的目标应该是：

减低损害，改善功能。例如：减低关节疼痛，增加活动范围（range of motion，ROM）和力量，恢复正常步态，以及改善和提高日常生活的能力。

通过减低对关节的应力以减少对关节的损害，从而保护关节，减少关节的受力，改善关节受力的生物力学性能。

通过增加日常的身体活动的范围和改善骨关节炎情况下的身体适应性，预防因不能活动而带来的躯体残疾和健康状况的恶化。

为给骨关节炎患者制订锻炼计划时，应遵循个体化的原则。

对有明显肌力减弱或者关节活动范围降低的患者，锻炼的首要目标是：降低损害；改善功能；适应功能的改善。

对肌力及关节活动范围好的患者，锻炼计划应针对关节的保护和一般情况的改善。

例如，对膝关节骨关节炎患者来讲，组合式的锻炼，包括增加关节活动范围、提高关节的力量和低撞击的有氧锻炼，是比较合适的。

然而，在实施锻炼计划前需考虑以下两点：

第一，对有急性感染或者关节有明显肿胀的患者，锻炼应推迟至急性感染消退期。

第二，在做首次的有氧锻炼前，应通过活动应力测试，以此来明确心脏的情况，是否有心脏疾病。有氧锻炼的目标应该是获得目标心率的60%~80%。

对于膝关节没有机械性不稳的患者，如果开始行走时的速度比较慢，则可逐渐增加行走时间到大约每周3天、每次30分钟。通过锻炼，他们可以逐渐忍受行走而不致加重症状。每次行走时，首先应进行包括增加关节活动范围（ROM）和力量锻炼的准备动作，行走结束后做关节的伸直锻炼。如果行走后关节疼痛加重，说明遵从锻炼计划往往会有所困难。所以我们应该明确，为获得良好的锻炼效果，但又要求锻炼时不产生明显的疼痛，因此需确定适当锻炼的强度和锻炼的量。

日常的锻炼，包括主动性的ROM和间断性的负重锻炼，对维持关节软骨的完整性是必要的。即使具有较好的ROM，关节周围肌肉收缩功能的减低也将导致关节软骨的萎缩。然而，当禁忌关节负重或者需要关节适当制动时，应努力增加关节的ROM，这样可以有助于维持关节软骨的完整性。许多医师并未认识到，骨关节炎患者常常也是能够忍受负重锻炼的，并且锻炼如同药物一样，同样能够减轻关节的疼痛症状。若干研究已经表明，膝关节骨关节炎的患者能够安全地参与一些适当的锻炼项目，这将有助于提高机体的适应性和健康状况，而在进行锻炼过程中并不会加重关节的疼痛症状。

最近的流行病学证据表明，维持健康的锻炼无须如以前提倡得那么剧烈。一个有效的锻炼计划也能够运用于那些有明显关节疾病的患者。

第二节　有氧锻炼

对于膝关节骨关节炎患者，经常性的机体锻炼活动是很重要的。如果很少活动，与相同年龄和性别的正常人相比，会在肌肉、骨骼及心血管的状态上均缺乏适应性。

有氧锻炼对机体的益处体现为：增加氧容量、肌肉力量和锻炼的持久性；减少工作负荷时的能耗；减轻体重。可以推荐的有氧锻炼包括：行走；骑自行车；游泳；有氧舞蹈；有氧的水池中锻炼。

游泳和水池中锻炼较其他的有氧锻炼对关节产生的应力少。每一种有氧锻炼前均应做准备活动，包括 ROM 锻炼以及锻炼结束后的一段时间的关节伸张锻炼。如果行走或者慢跑导致症状加重，那么患者应降低活动的强度或者改变运动方式，做其他方式的有氧锻炼。

骨关节炎患者锻炼时应在柔软的地面上进行。患者需要承受目标心率60%~80%、每周 3~4 次、每次 20~30 分钟的锻炼。因为膝关节的最大负荷出现在上下楼梯时，即使上楼梯也是一种非常好的有氧锻炼方法，但对骨关节炎患者来说此项锻炼是不适合的，因为它能影响此关节的正常结构和功能。

第三节　增加活动范围和增强肌力的锻炼

尽管有氧锻炼能够增加有氧的能力、减轻疲劳，但是它并不能提高肌肉的力量或者适应功能的能力。

骨关节炎患者进行伸屈或者 ROM 锻炼，有助于减轻症状，但是尚无临床的对照组研究来证实其作用。对于膝关节骨关节炎的患者，膝关节的伸直力量可以降低 60%。针对增强膝关节的伸肌力量的锻炼计划，能取得以下效果：力量上的明显进步；关节疼痛的减轻；步态的改善。对增强肌力来说，首先推荐等长锻炼，因为其关节活动范围不多，不会明显加重关节疼痛的症状。对于膝关节骨关节炎患者，先进行等长的股四头肌锻炼，随后进一步进行抗阻力锻炼，对维持或者增加功能来说是非常重要的，因为它能缓解关节的疼痛，提高关节的功能。针对股内侧肌的锻炼，对髌骨外侧半脱位的患者帮助尤为明显。

针对膝关节伸肌力量的锻炼计划，应包括训练增加肌肉收缩速度和耐力，以及增强肌肉等长和等张收缩力量的锻炼。耐力和速度的提高，较单独提高力量，其功能改善的程度更令人满意。

对于膝关节骨关节炎患者，股四头肌的肌力锻炼和有氧锻炼的益处已得到研究证实。对由于膝关节骨关节炎导致轻度残疾的患者，随机将患者设置为有氧锻炼组、抗阻力肌力锻炼组及教育或者一般关心组。与对照组比较，被安排进行锻炼的两组患者均显示适当的、明显的功能改善，并且能够维持18个月以上。

第四节　关节挛缩

慢性的关节疼痛可导致肌肉的萎缩、肌力下降、适应能力差和屈曲挛缩，最终出现步态不协调。关节周围软组织和肌腱的挛缩，使人体持续保持一个不正常的姿势，或者主动肌群和拮抗肌群的不平衡，均可限制关节的活动。关节维持在屈曲位置，能最大限度地降低关节内的压力，缓解疼痛症状，但是可以导致关节的屈曲挛缩。

对于膝关节屈曲挛缩的患者，在躺着时不应在膝关节下放置枕头。通过理疗或者功能锻炼，可以预防或者减轻关节的挛缩。例如，首先采用深部的热疗（如超声波），随后给予被动的ROM功能锻炼和伸展运动，以及主动性的ROM锻炼，来维持关节运动的范围。有时，对严重的关节挛缩的患者，可以给予伸直位的石膏托固定，以预防关节挛缩的发生。

第五节　锻炼和关节保护

关节周围肌肉在缓解、减轻对关节的撞击负荷方面是最重要的因素。

关节受到外界撞击后，通过神经肌肉的传导机制，由于有强壮的肌肉，能够产生瞬时的肌肉收缩，以对抗外界负荷的作用力。

对于膝关节骨关节炎的患者，由于关节的疼痛以及活动功能差，肌肉的体积、收缩的速度、肌力、重复收缩的耐力，以及关节运动的能力均会受到损害。为了提高患者的神经肌肉的适应性，使得关节在受到突然的撞击时能够即刻缓解负荷、保护关节，因此患者的锻炼计划应包括提高关节功能发挥的速度和技巧、向心和离心的肌力和耐力。

由于肌肉是重要的撞击吸收因素并有助于稳定关节，所以关节周围肌肉的肌力减弱可以进一步加重骨关节炎关节的结构性损害。除了减轻关节疼痛，也必须考虑通过锻炼增强下肢肌肉的力量，延缓膝关节骨关节炎患者的关节进行性损害。关节负荷不足会导致关节软骨和软骨下骨的萎缩。对于关节囊薄弱、关节不稳定或者关节周围肌肉力量明显下降的患者，控制负荷显得尤为重要，因为在这些组织病变的情况下，可以改变正常负荷的传导。对这些患者，水池中的浮力环境可使负荷得到良好的控制。

关于关节的保护，锻炼计划的目标是降低所涉及关节的应力，提高在锻炼和日常生活的活动中对撞击的缓冲，改善关节的主动性运动和负荷力线。

为保护关节，控制关节的负荷，患者应穿适当的鞋子以适应行走的地面（如煤渣、木头），使用手杖、步行器或者拐杖均有帮助作用。在髋关节骨关节炎患者，在健侧使用手杖，对关节的作用力可以降低达50%。尽管这些措施没有用于膝关节骨关节炎的患者，但是结果应是相同的。通过以上的减轻膝关节负荷的这些小技巧，常能够减轻关节疼痛。

也可以通过行走时不增加膝关节的机械应力的强度来降低膝关节的应力。快速行走和跑步将增加膝关节的应力。膝关节骨关节炎患者应以一种不增加关节疼痛或者肿胀的速度来行走。

通常认为，行走速度的增加是骨关节炎患者症状改善的一个指标，但是如果对关节的生物力学特点认识不足，单纯在行走速度改善方面做文章也可能对关节是有害的。在一个临床试验中，由于内侧的胫股关节疾病导致膝关节内翻畸形的膝关节骨关节炎患者，尽管用 NSAID 治疗缓解了严重的关节疼痛症状，增加了行走速度，但关节功能的改善将伴随内收力矩和关节软骨面应力的增加，从而导致关节软骨面的进一步损害，在不用 NSAID 时关节疼痛症状会明显增加。这种膝关节负荷的增加和外侧关节软骨支持结构应力的增加，从长远来讲，超过了改善行走速度获得的益处。

下表描述了膝关节骨关节炎患者关节保护的一般性原则。

膝关节骨关节炎患者关节保护的一般性原则

研究表明，保护骨关节炎膝关节免受应力，将减轻保护关节的软骨。研究也显示，日常的行走通过关节软骨传导了 3.5 倍体重的负荷。蹲下时使得关节软骨受到了 9 倍体重的应力。

即使对尚未发生关节疼痛的患者，保护关节也很重要。有时，只要对生活或日常活动中的动作做一些简单的调整，就能够改善患者的关节疼痛症状及保护关节。

以下就是一些保护关节的建议：

1.穿鞋要合适，可以垫一块舒适的鞋垫。有时，尚需垫上特制鞋垫，以调整下肢力线，减少膝关节的应力。在这些方面可以请教医师或理疗师。

2.在活动 10min 后可以坐下来休息一会儿，而不是站着不动。当站着工作较长一段时间后，坐在高凳子上休息一会儿，而不要继续站着不动。如果一定要站着工作，那在每工作 1 小时之间休息 5min。

3.在工作间隙，患者可以将一些常用物品放在容易取到的地方，而无须蹲下或者跪下去取。

4.可以制作或者买一个取物器（钩），以便获取放在地上的所需物品。这些器具在一些康复商店里都能够买到。

5.将车停到靠近患者的目的地。

6.震荡或冲击膝关节的运动可能进一步损伤关节软骨。游泳及行走对膝关节施加的应力较慢跑、球类活动小得多。

7.走斜坡或者使用电梯。如果一定要走楼梯，一次走一级，并且经常休息一下。

8.罹患膝关节骨关节炎的患者应避免：

避免坐低的椅子。患者应坐在一个高的、坚实的椅子上，或者在凳子上垫一枕头以提高椅子的高度。防止椅子滑动。这可以使患者的膝关节少受应力。在从椅子上坐起时也要少用力。

避免睡低的床。可以将床垫高。

避免用低的坐便器。将坐便器垫高，使得如厕起来时更加轻松。

避免用盆浴。最好采用有沐浴椅子的洗浴方法进行沐浴。

避免跪下、蹲下或者在地上坐着时下肢交叉。所有这些动作会对膝关节软骨施加过度的应力。

第六节　减轻体重

在本书第二章中强调了肥胖对膝关节骨关节炎患者发病的危险性。统计数据也显示，肥胖患者的体重减轻可以缓解疼痛和使负重关节功能得到改善。即使体重稍许减轻一些，对膝关节骨关节炎患者也是非常有益的。

第七节　理疗

在许多肌肉骨骼疾病,包括骨关节炎等的治疗中，已广泛采用热疗、冷敷或者两者兼用的方法来缓解骨关节炎的疼痛。

骨关节炎的理疗包括光、电、热、磁等理疗和运动疗法。前者国内应用较多，主要起消炎、止痛作用。西方国家偏重于运动疗法，可以减轻疼痛，防止畸形产生。

一、骨关节炎物理疗法的目的

1.增加或保持各关节的活动范围，满足功能性的活动。

2.增加或保持肌力，满足功能需要。

3.增加受累关节稳定性，减少不良生物力学的应力。

4.增加所有功能活动的能力。

5.减轻疼痛。

6.减轻炎症程度，改善血管功能障碍。

7.教育患者有效地自理生活。

二、理疗的应用

1.具有明显炎症，如局部皮温高，关节潮红、肿胀时，可用0.3%草乌总碱（+）和2.5%水杨酸钠（-）导入。中红斑量（Es）可采用冷光紫外线照射，干扰电流疗法，间动电疗法，正弦调制中频电疗法（调制幅度不大于7.5%），无热量短时间短波、超短波、微波、分米波均可选用。

2.慢性阶段，以疼痛、功能障碍为主，可选用消炎、止痛、促进功能恢复的方法。

上述疗法均可选用，但剂量应做适当调整：正弦调制疗法幅度可以加大，短波、微波、分米波的剂量改为温热量，隔日治疗改为每日治疗。这些治疗方法可根据患者的病情选择：①关节出现畸形、功能障碍时，在上述物理治疗的基础上，在不加重病情的情况下，可进行运动疗法。物理疗法中可选用透明质酶（+）、5%丙烯酸脲（+）和碘离子导入，间动超声疗法，温热量的短波、超短波、微波、分米波疗法，可优先考虑能引起关节周围肌肉明显收缩的干扰和正弦调制中频电疗。②关节出现纤维强直时，可考虑采用超声治疗 $1~2W/cm^2$，治疗时间 10~15 分钟；也可采用间动超声疗法，温热量或热量的短波、超短波、微波、分米波疗法进行治疗，并以扶他林 0.1% 乳胶剂导入，可收到良好的效果。③关节周围肌肉失用性萎缩时可选用断续型正弦调制中频电流、干扰电流、三角波、感应电低中频脉冲电流的肌肉刺激疗法。④经皮刺激神经疗法（TENS）是一种控制疼痛的有效方法，与疼痛闸门控制学说有关。⑤低能量激光对骨关节炎的疼痛有减轻作用。⑥李晶等报道，声、电、热、磁等疗法能改善血循环，有缓解肌肉痉挛、消炎止痛、恢复功能的作用，其有效率达 90% 以上。⑦对热敷、泥敷或两者合用的效果进行观察，治疗后碱性磷酸酶、血清钙、无机磷、Ca/P 系数等观察结果提示最具有生物学效应的是泥敷。

三、加热

大多数用于表面加热的治疗方法能够使表皮下 1cm 深度的软组织温度提高 3℃。红外线仅仅能穿透皮肤几毫米。所以，体表加热的热量不能穿透进入深部的关节，如髋关节或者膝关节。事实上，这种体表加热使得血流分布到更表面的软组织，从而轻微降低了关节内的温度。湿热较干热对皮下组织产生的温度更高，更常被用来缓解关节的疼痛。采用干热或湿热治疗方法可以使皮肤温度超过 44℃，所以应小心避免皮肤的烧伤，特别是在骨突出的部位。

透热疗法可采用短波或者微波电磁照射，或者采用超声波，后者的高频声波能被转换成热量。超声能够较短波或者微波透热疗法穿透得更深。这三种深部形式的加热疗法均能提高膝关节内的温度。膝关节骨关节炎患者的关节疼痛通过超声或者短波透热疗法，能够得到明显的减轻，尤其是与止痛药或者非甾体消炎药（NSAID）药物合用时。

深部组织加热不能用于有局部肿瘤或者有出血倾向的患者。如果局部的血液循环差、患者服用了镇静剂或者感觉受损，则可使上述任何一种加热疗法的危险性增加。这种情况在透热疗法中时常出现。

四、冷敷

在做剧烈的锻炼后，通常可用冷敷来缓解肌肉的疼痛，可以采用以下几种方式：冰袋；用冰按摩；局部喷冰剂。表面冷敷能够减轻肌肉痉挛以及升高疼痛的阈值。在引发疼痛的关节的某一部位局部使月冷敷喷雾剂十分有效。甲基氟具有不燃性，优于氯乙烷。冷敷不应用于那些有雷诺现象的患者（即由寒冷或者情绪激动引起的四肢间歇性苍白或者发绀发作），也不应用于对冷高敏的患者，如冷肌球蛋白血症或者发作性冷血红蛋白尿患者。

第八节 髌骨拍打

髌股关节部位的骨关节炎能引起严重的疼痛，特别当跪下、蹲下或者上下楼梯时。尽管没有临床对照组的试验研究支持这种治疗方法，但是医师认为拍打髌骨可使其拉向内侧，伴随股四头肌锻炼，可用于治疗髌骨软化症。在髌骨内侧拍打与在外侧或中间位置拍打相比，前者可使疼痛明显减轻。另外，患者也愿意在内侧拍打而不是在其他部位。

拍打的步骤很简单，患者稍经指导就能学会自己拍打。这种治疗并不昂贵，并且能被患者自己掌握。通过拍打后症状迅速缓解，通过同时进行的等长股四头肌锻炼来加强股内侧肌的力量，有利于髌骨的重新对位，并维持长时间的疼痛缓解。

第九节 膝关节灌洗

对罹患关节炎的关节以一定量的生理性液体灌注，有时能较长时间地改善临床症状，因此被认为是一种值得采用的治疗手段。

这种方法首先出现在美国，在关节镜治疗中采用。Burnam 等报道了对

30 例患者用膝关节镜治疗，认为关节镜手术可明显改善关节炎的症状。在没有关节镜的情况下，也可以采用在局麻下做关节炎的膝关节灌注，其作用等同于关节镜的治疗。

关节镜治疗对技术和费用都有一定要求；而局麻下的关节穿刺、关节灌洗，只要医师具有较好的关节穿刺技术就可以胜任了。

关节灌注不管是采用闭合穿刺技术或者关节镜技术，均能有效缓解部分膝关节骨关节炎患者的关节疼痛。关节灌洗之所以有效的原因尚不十分清楚。然而，我们应注意到这种侵入性的灌洗治疗可以产生安慰反应，这种作用是十分明显的。目前，对关节腔内灌洗的对照研究尚没有报道。

第十节　楔形鞋垫

在胫股关节内侧骨关节炎的保守治疗中，楔形鞋垫也有一定的作用。鞋垫改变了下肢的部分位置，使机械轴线更接近垂直，跟骨轴线相对于胫距关节来说变为外翻。

在二维分析的基础上，认为这些改变大大降低了膝关节内侧的过度负荷和外侧副韧带上的张力。楔形鞋垫对骨关节炎较轻的患者比骨关节炎较严重的患者更为有效。研究数据提示，楔形鞋垫对早期内侧室膝关节骨关节炎患者是有效的保守治疗方法。带网眼的聚丙烯鞋垫非常实用，费用不高，清洗方便，可持续使用将近 2 年，使用寿命相当于皮鞋垫的 2 倍。

第十一节　中医推拿与针灸

骨性关节炎属中医"痹证"中的"骨痹"范畴，是由于机体气血不足，肝肾亏虚，加之风寒湿邪侵袭肌表，入于经络关节，致气血津液运行不畅，凝滞成瘀所致。其致病机制为"不通则痛"，故认为其本在脾肾，其标在筋肉关节，其因在气血瘀滞。因此，治疗本病宜采用祛寒除湿、温经通络、活血化瘀、消肿止痛之法，以恢复关节的正常运动功能。

中医推拿手法，可疏通气血、化瘀通络、理筋止痛。现代医学认为推拿治疗可以升高局部组织的温度，改善局部血液循环，增加肌肉神经的营养供给，缓解肌肉的痉挛，促进无菌性炎症及水肿的吸收，达到治疗目的，从而恢复关节功能。针灸治疗可增强气血疏通、缓解痉挛、消除粘连，具有良好的中枢及周围镇痛作用，达到"通则不痛"的目的，可使患病关节的症状得以缓解，功能得以改善。艾灸的温经散寒作用，可使局部血液循环加速，组织代谢增加，以改善局部的瘀血症状，促进关节炎症的吸收。

第十二节　患者宣教

有研究显示，对骨关节炎患者进行教育计划获得的益处甚至超过服用 NSAID 药物的作用。研究分析发现，对患者的教育、宣教提供了另外 20%~30% 的益处，相当于单独应用 NSAID 的治疗结果。

我们已经指出，对膝关节骨关节炎患者的自我保健教育，在开始治疗时即给予健康指导，也可以获得对关节功能的保护和膝关节疼痛的控制。除了对骨关节炎患者的许多有效治疗方法外，给予患者鼓励，增强其信心，提供康复锻炼的建议和对关节炎的关节不负重的建议措施（如使用手杖和穿合适的鞋等），对骨关节炎患者均是十分必要的宣教。

第九章
膝关节骨关节炎的药物治疗

第一节 对乙酰氨基酚

一、骨关节炎是否是一种炎症性的关节疾病

在进行性骨关节炎中，滑膜常有内衬细胞的增生和单核细胞的浸润。在骨关节炎的早期阶段，即使关节软骨有全层性的破坏，滑膜在组织学上仍可以有正常的表现。相反，在有些膝关节骨关节炎的患者，尽管没有出现关节疼痛，但关节软骨损害的程度和滑膜炎症可以与有膝关节疼痛的患者一样严重。

对相对早期或中期的骨关节炎来说，通过 X 线影像来测定评估关节疼痛与滑膜炎的相关性是较难的。这并不奇怪，因为骨关节炎的关节疼痛可以由关节囊、韧带和骨赘表面的滑膜内神经末梢的牵拉伸张所引起，也可以由骨小梁的微骨折、骨内高压、滑囊炎、肌腱炎或者肌肉痉挛造成的，而不是滑膜炎本身所造成的。通过非甾体消炎药（NSAID）解除关节疼痛，这是由于它的止痛作用，而不是抗炎的结果。

二、滑膜炎是否骨关节炎关节软骨破坏的一种原因

如果滑膜炎对骨关节炎关节软骨是有害的，那么，即使这些 NSAID 药物改善症状并不依靠其抗炎作用，临床上仍采用这些药物来治疗骨关节

炎。然而，在骨关节炎中，滑膜炎与关节软骨的损害的关系是模糊的。许多人认为 IL-1 和其他可能的细胞因子从炎性滑膜释放后，使骨关节炎患者的关节软骨损害进一步加重，但是目前没有直接的证据来支持这一论点。

最近，基因治疗的研究提供了一些 IL-1 在骨关节炎发病机制中的作用的重要间接的证据。在一个相对短期的研究中，将狗的膝关节十字韧带切除，导致膝关节不稳，建立骨关节炎模型，膝关节骨关节炎关节软骨结构的损害程度相对较轻。基因转移 IL-1 受体拮抗剂的基因到滑膜内层的细胞，结果使关节软骨退变的程度降低。在相同的模型中，以诱导性一氧化氮合酶的选择性抑制剂治疗，似乎也能降低关节损害的严重程度。然而，在这一狗的实验中，滑膜炎与机械性因素相比，是较次要的关节软骨退变的因素。

例如，对骨关节炎患者，以高剂量的泼尼松抑制 IL-1 的产生来进行治疗，结果表明，它对抑制骨关节炎病情的进展没有作用。许多研究工作尚需进一步开展。

三、对乙酰氨基酚（扑热息痛）

（一）对乙酰氨基酚（扑热息痛）

尽管有大量研究比较了 NSAID 之间及安慰剂治疗对缓解骨关节炎疼痛缓解的有效性，但是迄今为止，还没有比较 NSAID 与止痛药对缓解骨关节炎疼痛的有效性差别的研究。

止痛药基本上无任何抗炎效果，如对乙酰氨基酚、丙氧酚。目前的证据表明，在骨关节炎的症状改善方面，简单的止痛药可以与 NSAID 一样有效。在一项对膝关节慢性疼痛文中度和严重 X 线改变的骨关节炎患者的研究中，以 4 周的抗炎剂量或者止痛剂量的布洛芬（分别为 2 400mg/d，1 200mg/d），或者对乙酰氨基酚（4 000mg/d）来治疗，发现与对乙酰氨基酚比较，抗炎药物剂量或者低剂量的布洛芬并无优越性。即使当患者出现滑膜炎的临床特征（如关节肿胀、滑液渗出及滑膜触痛），也并不预示这些患者对抗炎药的反应较对乙酰氨基酚更好。

以前的证据显示，布洛芬在每日用量仅仅 1 200mg（如上提到的，它的作用仅仅是一种较弱的抗炎作用），在解除骨关节炎患者的关节疼痛方面，与多种 NSAID 药一样有效，如抗炎作用非常强的 NSAID 抗炎药保泰松等。在一个骨关节炎患者的双盲对照研究中，以疼痛的评分和不能活动的僵硬时间的缩短作为治疗的有效指标，结果显示，以酮洛芬治疗与丙氧芬比较，尽管患者更愿意使用酮洛芬，但是前者没有显示出更好的效果。另外，有研究显示，膝关节骨关节炎患者服用双氯芬酸钠和安慰剂治疗 2 年的结果间没有明显区别。老年人长期使用 NSAID 后将产生一些不良反应，这时需要逐渐撤用 NSAID 并改用其他治疗方法。因为这些原因，特别是考虑到 NSAID 的不良反应，1995 年美国指导髋关节和膝关节骨关节炎治疗的大学风湿病治疗指导委员会推荐对乙酰氨基酚（4 000mg/d）作为改善骨关节炎症状的首选治疗药物。

（二）对乙酰氨基酚的不良反应

1.肝细胞毒性：对乙酰氨基酚的不良反应并不常见，一旦发生也较轻微。尽管在过量使用的患者，对乙酰氨基酚能引起肝细胞毒性，甚至出现爆发性肝衰竭的急性重型肝炎。但是，这些情况通常是发生在日服用剂量超过 10g，也即是成人推荐最大治疗剂量的 2.5 倍时。

当服用乙酰氨基酚超过推荐剂量时，如果同时存在慢性的酒精高摄入，则增加了乙酰氨基酚的肝毒性。常规的酒精摄入者降低了对乙酰氨基酚诱导的肝损害的阈值。其机制是通过诱导催化药物代谢的酶，导致毒性代谢产物 N-乙酰-p-苯醌亚胺（NAPQI）的浓度增加。另外，体内的谷胱甘肽是 NAPQI 的偶合物，对于长期饮酒者，其可以被耗尽。这种综合征血清天冬氨酸酶转氨酶（AST）的水平极度增高，并且以达到致命性的约 20%为特征。

尽管致死性的肝损害已在一些轻微饮酒和只服用推荐剂量的乙酰氨基酚患者中报道，但是这些患者饮用酒精的量非常不肯定，服用对乙酰氨基酚的剂量往往被低估，所以可以通过在开始治疗时测定血清中的对乙酰氨基酚的浓度来推算日用量。

然而，我们仍应该建议对于经常饮用酒精的患者不要经常服用止痛药，鼓励那些经常使用止痛药的患者服用最低剂量。

2.肾毒性：文献很少报道对乙酰氨基酚诱导的肾脏疾病，这可能是基于对乙酰氨基酚不抑制前列腺素的周围性合成。对乙酰氨基酚的急性肾毒性仅在过量时出现，而它的发生最常继发于急性肝衰竭。目前，在对乙酰氨基酚的使用和慢性肾脏疾病的因果关系上仍没有得出结论。

尽管目前能够从药房得到各种各样的 OTC 止痛药，除了对乙酰氨基酚，还有阿司匹林、布洛芬和萘普生，但是使用这些药物后，由于前列腺素的合成受到抑制，有出血和肾脏血流动力学改变的风险，所以医师常常劝告有肾脏功能不全的患者避免使用阿司匹林和其他的 NSAID。因此，对肾脏功能不全的患者，对乙酰氨基酚作为止痛药使用远多于 NSAID。事实上，对有肾脏疾病的患者，对乙酰氨基酚仍是 OTC 类药。这种观点与美国肾脏病基金研究会的观点一致，该基金会指出："对乙酰氨基酚仍然是非麻醉性的止痛药，可以作为有潜在肾脏疾病患者的偶尔用药选择，但是不应将对乙酰氨基酚作为习惯性用药。如需长期服用此药，应在医生的指导下服用"。我们需要非常明确，多种非药理性的措施均可以有效消除骨关节炎患者的关节疼痛，降低对止痛药药物的需要量；如需要使用止痛药，则使用低剂量即可。

3.与华法林的相互作用：对乙酰氨基酚对华法林的抗凝作用具有加强作用。患者如服用 4 片/天以上（325mg/片）、超过 1 周以上，较那些不服用对乙酰氨基酚的患者增加 10 倍。当服用对乙酰氨基酚的剂量降低，则风险减小。当服用 6 片/周（每片 325mg）或者更少时，则达到一个低风险的水平。

对乙酰氨基酚作为止痛药和抗炎剂，一般来说优于 NSAID，因为它既不抑制血小板的功能也不增加胃肠道黏膜损害的风险。所以，从这些数据来看，当患者服用对乙酰氨基酚时，医师仍可建议患者服用华法林。

当然，对不同国家的人群来说，仍需对那些既需要服用较大剂量的对乙酰氨基酚，同时又需要服用华法林的患者做仔细的监测及长期的随访研究。

对乙酰氨基酚（paracetamol）的临床应用特点：

【别名】乙酰氨基酚、扑热息痛、醋氨酚、必理通、泰诺、百服宁、达宁、泰诺林。

【作用与用途】有解热、镇痛作用。解热作用与阿司匹林相似，镇痛作用则较后者弱。对胃肠道刺激少，不引起出血。口服吸收快而完全，服后 30~60 分钟血药浓度达高峰。体内经肝脏代谢，肾脏排出。t1/2 为 2~4 小时。用于感冒发热、关节痛、神经痛及偏头痛等。

【用法与用量】口服，一次 0.25~0.5g，3 次/天。一日量不宜超过 2g，疗程不宜超过 10 天。

【注意事项】①治疗量时不良反应较少，偶可引起正铁血红蛋白血症而出现发绀。此外，尚有厌食、恶心、呕吐等不良反应。②大剂量时可引起肝、肾损害。口服 8~15g 可发生严重肝坏死，并可于数日内致死。

【制剂】片剂：每片 0.5g。

鲁南贝特（复方氯唑沙宗）片：每片含对乙酰氨基酚 150mg，氯唑沙宗 125mg。

第二节　非甾体消炎药

非甾体消炎药（NSAID）具有止痛、抗炎和退热作用，其主要的机制是抑制前列腺素的生物合成。这类药物对胃肠道、肾脏和血小板的不良反应，也是由对这些部位的前列腺素合成的抑制造成的。正如在下面第 3 节中广泛讨论的，COX（环氧化酶）现在被认为有两种形式，NSAID 的不良反应主要是由于抑制其中的一种 COX 的合成，而其有益的效果也在于抑制另外一种 COX 的生物合成。

这一章讨论非选择性的 NSAID，其非特异地抑制某一种 COX。但是事实上在许多情况下，相对于 COX-2，其主要作用是抑制 COX-1。

一、骨关节炎治疗中 NSAID 的短期有效性

使用 NSAID 能减轻关节的疼痛和提高骨关节炎患者的活动能力。大量证据表明，对骨关节炎症状的治疗，这些药物是优于安慰剂的。尽管，在骨关节炎的治疗中，NSAID 仅仅是一定程度的有效，很少能完全控制症状。但是，许多研究报道指出，NSAID 优于安慰剂，能减轻疼痛，改善功能。

二、骨关节炎治疗中 NSAID 的长期有效性

大多数对 NSAID 有效性的临床试验仅仅是 1~3 个月的短期研究，而许多骨关节炎患者服用此药却是几年时间。对骨关节炎患者来说，NSAID 和对乙酰氨基酚的长期有效性远非满意。研究还表明，尽管 NSAID 优于安慰剂，但是对于许多患者而言并不是明显优于对乙酰氨基酚，短期的临床试验也是如此结论。事实上，一些长期服用 NSAID 的患者中，相当一部分可以不服用 NSAID，而仅仅服用需要量的对乙酰氨基酚。这并不奇怪，仅 15% 的给予 NSAIDs 治疗的骨关节炎患者在 12 个月后仍在使用同一种 NSAID。

三、不同 NSAID 剂量的有效性

虽然每天都给予一定的剂量，但很少对 NSAID 的不同剂量进行研究。然而，由于骨关节炎的疼痛呈间断性或者可以在程度上不一样，每天不同剂量的治疗方案也许更为合适有效。虽然在对慢性的肿瘤或非肿瘤疼痛治疗中，已有建议将阿片类止痛药以固定的剂量给予患者。

然而，对大多数骨关节炎患者，按需给予所需剂量是合理的，而不是每天给予固定的用量。这样，疼痛控制能力是一样的而毒性较低。而且，作为一种需要才给予，以保持激励自我感觉的有效性，使得患者在疼痛控制中更有自主性。要对这些患者强调，使用这些药物只是用来缓解症状，而并不治疗潜在的关节炎。如果这种方法没有效果，NSAID 可以每天以固定的剂量给予。在治疗时如果出现关节疼痛增加，还可以考虑伋用其他止痛药，而不是增加 NSAID 的剂量。

四、非选择性的 NSAID 引起的主要不良反应

（一）NSAID 引起的胃肠病

对骨关节炎患者给予 NSAID，医师最关心这些药物的不良反应，特别是胃肠道的不良反应。前瞻性的对照性研究已显示，与 NSAID 有关的消化性溃疡所致的穿孔或者出血的相对风险大约是 1.5；而老年人的对照组研究显示其相对的风险比年轻人高 3~4 倍。很显然，老年人易患骨关节炎，同时他们因长期服用 NASID 又有如下一些 NASID 并发症的高风险：胃肠道症状；溃疡；出血；死亡。在老年患者，使用 NSAID 后出现消化性溃疡

而住院的比例是 16/1 000，高于那些不服用 NSAID 患者的 4 倍。随着剂量增加，危险也增加，不使用 NSAID 的每年住院的比例为 4/1 000，而如使用最高剂量的 NSAID，则风险增加超过 40/1 000。

基于关节炎、风湿病和老年医学会的统计资料，在服用 NSAID 一年的骨关节炎患者中，严重的胃肠道并发症发生率为 7.3/1 000 人。据估计，在美国的类风湿性关节炎或者骨关节炎中，目前与 NSAID 有关的年死亡人数为 16 500 人，与因获得性免疫缺陷综合征引起的死亡人数相仿，远多于由多发性骨髓瘤、哮喘、颈椎恶性肿瘤或者霍奇金病引起的死亡。在65 岁或者 65 岁以上的老年患者中，所有由于 PUD 导致住院和死亡的患者中，将近 30% 可归因于服用 NSAID。

尽管在 NSAID 服用者中常见消化不良，但是其与内镜下可见的溃疡或者临床的胃肠道出血史的相关性较差。很显然，大多数服用 NSAID 后出现严重胃肠道并发症的患者以前没有胃肠道症状。

除了年龄和剂量外，NSAID 诱导的消化性溃疡并发症的风险因素包括：先前的溃疡，胃肠道出血，消化不良和（或）以前对 NSAID 不能耐受的病史；使用皮质类固醇激素；服用抗凝药物；合并其他疾病；同时使用一种以上 NSAID；酒精饮用者；抽烟。

幽门螺杆菌感染对 NSAID 有关的胃肠道溃疡的重要性尚不清楚。NSAID 诱导的溃疡可以出现在没有幽门螺杆菌感染的情况下。然而，已有研究证实，有些有幽门螺杆菌诱导的黏膜破坏的患者，如服用 NSAID，则溃疡的发生风险大大增加。在使用 NSAID 之前将幽门螺杆菌清除，则能降低溃疡发生的风险。

对于抗凝剂使用的风险来说，不论华法林还是阿司匹林，即使使用低剂量来预防心血管疾病时，也会出现问题。

然而，是否应在给予 NSAID 的同时常规给予米索前列醇，仍有争议。米索前列醇非常昂贵，就如上述指出的，其疗效也绝不是完全肯定的。另外，在使用米索前列醇者中腹泻较常见。该药物常无法缓解 NSAID 引起的消化不良。因此，服用米索前列醇的患者的生活质量较单独服用 NSAID 的患者更差。当然，对那些具有高风险的溃疡并发症的骨关节炎患者，如服用 NSAID 后症状减轻较非乙酰化的水杨酸盐或者止痛药更为明显，则服用米索前列醇当然是合理的。

作为米索前列醇的替代药物，另一种 H_2 受体拮抗剂，如法莫替丁，或者质子泵抑制剂，如奥美拉唑，也可以使用。通过内镜研究显示，这两种药物在治疗和防治 NSAID 诱导的溃疡方面均是有效的，尽管它们的保护作用没有通过大样本的临床试验进行评价，就如以上的米索前列醇的结果一样。然而，在平常应用中，H_2 阻滞剂在治疗已存在的溃疡时不是与米索前列醇一样有效的，而奥美拉唑，20mg/d 或者 40mg/d，是与米索前列醇 $200\mu g$ 每天 2 次一样有效，而且药物的耐受性更好，具有较低的溃疡再发生率。各种 NSAID 诱导的胃肠道的并发症的发生率是不一样的，但差别没有统计学意义。不同 NSAID 之间的严重毒性（并发症）的差别，是归因于这些药物本身的区别，或是服用这些药物的患者有不同，还是剂量或者患者对这些药物的顺应性的不同，均是未知数。

除了 NSAID 对胃和十二指肠黏膜的不良反应之外，NSAID 也对小肠具有损害作用，包括：伴有失血和失蛋白的炎症；狭窄；溃疡；穿孔；腹泻。

NSAID 也可引起大肠的穿孔和出血。然而，临床有关 NSAID 对小肠和大肠的研究结果，远少于对上消化道问题的研究。

（二）NSAID

NSAID 可引起的心血管-肾脏不良反应众所周知，被 NSAID 抑制的前列腺素的生物合成是引起其他常见并且有时较为严重的并发症或者不良反应的原因。除胃肠病外，常见并发症还有：高血压；充血性心力衰竭；血钾过高；肾脏功能不全。

尽管 NSAID 升高血压的作用对血压正常的人来说通常较小，但是它们也可以增高正在治疗的高血压患者的血压。这种血压仅仅升高 4~5mmHg（1mmHg=0.1333kPa），但是应该注意到，小到 5~6mmHg 的舒张血压的持续几年的增高，可以增加 67% 的脑血管意外和 15% 的冠状动脉疾病的发生率；而如果增高的舒张压在 3~5 年中降低，则可以降低中风和充血性心力衰竭的发生率（分别为近 40% 和 25%）。

如果老年患者在服用利尿剂的同时，再服用一种 NSAID，则因为充血性心力衰竭而住院的风险增加了 2 倍，这种情况大多数发生在开始服用 NSAID 30 天内。

那些服用 NSAID 后对肾脏产生最大风险的患者，包括肾脏疾病、高血压、充血性心力衰竭、肝硬化、体液消耗（可以发生在使用利尿剂、出血、腹泻或者过多的汗液渗出）的患者等。

对肾脏功能不全的骨关节炎患者，医师常使用舒林酸，其被认为是具有很小肾毒性的 NSAID。然而，这种观点或结论是基于对正常肾脏功能患者研究的结果。但 Whelton 等注意到，以舒林酸治疗无症状轻度肾功能不全的患者，可出现血清肌酐浓度的明显升高。因此，即使较低剂量的 NSAID 具有很小的抗炎结果，也可能导致肾功能不全。

尽管在 NSAID 的服用者中，急性肾血流改变较慢性改变更常见，但是 NSAID 能引起慢性肾病，而且事实上，它们较乙酰氨基酚更易引起这种并发症。这种慢性肾病增加的风险，大多发生在 65 岁以上的老年男性患者，在日服 NSAID 的患者中出现这种并发症的比例是 16:1。

（三）NSAID 是否改变骨关节炎患者的关节软骨的破坏速度

许多报道提示 NSAID 可以降低骨关节炎患者关节软骨的破坏速度，认为 NSAID 具有一种骨关节炎病情改善的作用（DMOADs）。然而，该结论基于这些药物在体外对细胞因子产生、释放或者关节软骨基质降解蛋白酶的活性的影响，以及毒性氧代谢产生的抑制等大量的基础研究结果所得出的。目前，尚无人体的临床对照试验研究可以证明 NSAID 对防止骨关节炎患者关节软骨的降解具有较好的作用。事实上，几种 NSAID 在体外可能抑制正常的关节软骨蛋白聚糖的合成。

骨关节炎关节软骨在体外蛋白聚糖生物合成增加，代表了软骨细胞的修复结果，而这种增加在骨关节炎被水杨酸盐大大抑制。因为蛋白聚糖是关节软骨发挥弹性和抗压性的基础，在体内对其生物合成的抑制具有负面的结果。上述研究的潜在含义是很清楚的。

用体外研究结果来预示体内的 NSAID 的疗效是草率的，其疗效可能是由于：NSAID 对滑膜炎影响的结果；NSAID 对软骨细胞代谢的直接结果；

NSAID 所发挥的止痛作用（可能是来自于损害关节的过度负荷）。

五、目前临床常用的非特异性 NSAID 药物

（一）双氯芬酸（diclofenac）

【别名】双氯灭痛、双氯灭酸、二氯苯胺乙酸、诺福丁、扶他林、凯扶兰、英太青、二氯芬酸、戴芬、芬迪、芬迪宁。

【作用与用途】本药为一种新型的强效抗炎镇痛药，其镇痛、抗炎及解热作用比吲哚美辛强 2~2.5 倍，比阿司匹林强 26~50 倍。特点是药效强，不良反应少，剂量小，个体差异小。口服吸收迅速，服后 1~2 小时内血浓度即可达到高峰。排泄快，长期应用无蓄积作用是其优点，本品可用于类风湿性关节炎、骨关节炎、神经炎、红斑狼疮及癌症、手术后疼痛以及各种原因引起的发热。

【用法与用量】口服每次 25mg，每日三次或 75mg，每日一次；栓剂每次 50mg，每日 2 次；肌肉注射每次 75mg，每日一次，深部臀部肌肉注射。

【注意事项】①可引起胃肠道功能紊乱、头晕、头痛及皮疹。②肝肾损害或有溃疡病史者慎用。③妊娠头 3 个月避免使用。

【制剂】片剂（缓释片）：每片 25mg；胶囊：75mg；栓剂：每只 50mg；针剂：每支 75mg；乳膏：每支 15g。

（二）吲哚美辛（indometacin）

【别名】消炎痛。

【作用与用途】①解热及对炎症性疼痛止痛作用明显。②抗血小板聚集，可防止血栓形成，但疗效不如阿司匹林。③减轻免疫反应。以上三种作用与抑制前列腺素合成有关。④缓解直立性低血压。本品口服吸收迅速而完全，1~4 小时血药浓度达高峰，90% 与血浆蛋白结合。部分经肝代谢。排泄快，主要经尿液排泄，少量经胆汁排出。

【用法与用量】口服，开始时每次 25mg，一日 2~3 次，餐时或餐后立即服用可减轻胃肠道不良反应。现亦有胶丸或栓剂剂型，胃肠道不良反应发生率较低，并且栓剂有维持药效时间较长的特点，一般连用 10 日为一疗程。

【注意事项】①常见不良反应为胃肠道反应（恶心、呕吐、腹痛、腹

泻、溃疡，有时并引起胃出血及穿孔）。餐后服用本品胶囊剂可减轻胃肠道反应。②中枢神经系统症状（头痛、眩晕等）的发生率也不低（20%~50%），若头痛持续不退，应停药。③可引起肝功能损害（黄疸、转氨酶升高）。④抑制造血系统（粒细胞减少等，偶有再生障碍性贫血）。⑤过敏反应：常见的有皮疹、哮喘。本品与阿司匹林有交叉过敏性，对阿司匹林过敏者不宜使用本品。

【制剂】片剂：每片 25mg；胶囊剂：每粒 25mg；栓剂：每粒 100mg。

（三）奥沙普嗪（oxaprozin）

【别名】恶丙嗪、诺德伦、诺松。

【作用与用途】本品为长效非甾体消炎镇痛药。它能通过抑制环氧化酶，进而抑制前列腺素的生物合成，具有抗炎、镇痛、解热作用。本品对消化道的损害轻微，而且药效维持时间长。本品口服后吸收良好。健康人一次口服 400mg，血药浓度在 3~4 小时达峰值，t1/2 约为 50 小时。每日 400mg，一次或分两次口服，连续 10 天，血药浓度 4~6 天稳定。主要经肾脏排泄，尿中有原形及其代谢物。

【用法与用量】口服，每次 400mg，每日 1 次或分 2 次，饭后服用。连续服药 1 周以上或遵医嘱。最大剂量每日 600mg。

【注意事项】①下列患者禁用本品：消化性溃疡、严重肝肾疾病患者，对其他非甾体类抗炎药过敏患者，血液病患者，小儿及妊娠期、哺乳期的妇女。②不良反应：主要为消化道症状，有胃痛、胃不适、食欲缺乏、恶心、腹泻、便秘、口渴和口炎，其次为头晕、头痛、困倦、耳鸣和抽搐及一过性肝功能异常。极少数有出现尿沉淀的异常现象。

【制剂】片剂：每片 0.2g。

（四）吡罗昔康 [piroxicam（feldene）]

【别名】炎痛喜康、吡氧噻嗪。

【作用与用途】本品为长效非甾体消炎药，抑制前列腺素合成，具有镇痛、抗炎及解热作用。口服吸收迅速而完全，2 小时血药浓度达峰值，t1/2 为 35~45 小时，每日给药 20mg，5~7 天达稳定血药浓度。主要经肝代谢，与葡萄糖醛酸结合自尿排出。仅 5% 以药物原形自尿、粪排出。

【用法与用量】成人，口服 20mg/d，一次服用。总量一般不超过 40mg/d。一个疗程 2 周至 3 个月不等。

【注意事项】在胃肠道出血或溃疡病史者、对本药过敏者、孕妇和儿童慎用。

【制剂】片剂：20mg；注射剂：20mg/2mL。

（五）萘普生 [naproxen（naprosyn，proxen，anaprox）]

【别名】甲氧萘丙酸，消痛灵。

【作用与用途】本品为芳香醋酸衍生物，为非甾体消炎镇痛药，镇痛、抗炎及解热作用强，不良反应较少，通常能很好耐受。口服吸收迅速而完全，2~4 小时血药浓度达峰值，血浆蛋白结合率为 99% 以上，t1/2 为 12~14 小时；在肝内代谢形成去甲基萘普生，大部分与葡萄糖醛酸结合，90% 以上自尿中排泄，无积蓄作用。

【用法与用量】成人，开始每次口服 250mg，2 次/日，逐渐调整到 500~750mg/d，分 2 次服。直肠给药，每次 0.25g，1~2 次/日。

【注意事项】阿司匹林过敏者、怀孕后期、哺乳期禁用。

【制剂】片剂：0.1g，0.2g，0.25g。

（六）布洛芬 [brufen（ibuprofen，motrin）]

【别名】异丁苯丙酸，拔怒风。

【作用与用途】本品具有消炎、镇痛、解热作用，对血小板的凝集也有抑制作用，并延长出血时间。适用于治疗风湿性、类风湿性关节炎、骨关节炎、强直性脊椎炎等。不良反应较少，对消除僵硬，减少肿胀有较好作用。口服迅速吸收。45~90 分钟血药浓度达峰值，t1/2 为 1.9 小时，血浆蛋白结合率为 99%，在体内代谢迅速，由尿排泄。

【用法与用量】成人，每次 0.1~0.2g，3 次/日。饭后服用。缓释胶囊，每次 600mg，早晚各一次。剂量可因反应随个体而异。

【注意事项】对本品过敏、对阿司匹林及其他非甾体消炎药有支气管痉挛反应或过敏者、有鼻息肉综合征、血管水肿、孕妇、14 岁以下儿童忌用。

【制剂】缓释胶囊（芬必得）：0.3g。

（七）酮洛芬 [profenid，（ketoprofen）]

【别名】酮基布洛芬，优洛芬。

【作用与用途】本品为芳基烷酸类化合物。能抑制前列腺素合成，具有镇痛、抗炎及解热作用。抗炎作用较布洛芬为强，不良反应小。一次给药后，0.5~2 小时可达血浆峰浓度。t1/2 为 1.6~1.9 小时。在 24 小时内自尿中的排出率为 30%~90%。主要以葡萄糖醛酸结合物形式排出。

【用法与用量】口服，每次 50mg，一日 3~4 次；或开始每次 100mg，一日 3 次，以后改为一日 2 次。餐后服用。

【注意事项】不良反应主要为胃肠道反应。少数人出现嗜睡、头痛、心悸等症状。溃疡病患者慎用。

【制剂】丸剂（片剂）：50mg；胶囊：50mg。

第三节　对 COX-2 特异性抑制的非甾体消炎药

一、COX-2 的特异性抑制剂

阿司匹林和其他非甾体消炎药对前列腺素的抑制，产生了止痛、抗炎、退热的作用，但是对环氧化酶（cyclooxygenase，COX）的抑制，也是这些药物产生不良反应的原因。

现已经很清楚，COX 存在两种同源体的即诱导性和组成性的 COX 同源体。如抑制诱导性的 COX 同源体，则可抑制炎症反应；而抑制组成性的 COX 同源体，则可导致严重的甚至是致死性的不良反应。

选择性的 COX 抑制剂的抑制程度通常由分析反应的产物来决定，这种反应是在药物存在下被这两种 COX 的同源体催化。例如，对 COX-2 抑制剂的估计可以通过将单核细胞暴露在细菌性的脂多糖来检测药物对 PGE2 的产生的作用来确定。新的 COX-2 抑制剂，如美洛昔康（meloxi-cam）、尼美舒利（nimesulide）、塞来昔布（celecoxib）和罗非昔布（rofecox-ib），具有明显的 COX-2 的选择性抑制作用。

尽管 NSAID 在临床适当的剂量能够抑制 COX-1 和 COX-2，但是最近发现双氯芬酸在非常高的浓度（≥100μmol/L）下，能够在转导的单核细胞/巨噬细胞株诱导 COX-2 蛋白的产生环氧化酶的活性，并且这种酶的活性相对来说对双氯芬酸和其他的 NSAID 抑制剂不敏感。而且，与典型的

COX2 活性形成对照，它可以被乙酰氨基酚明显抑制。这些发现提出了问题，是否双氯芬酸和可能的其他 NSAID 的治疗，能够导致酶学上有别于 COX-2 的群体（如 COX-3）。

由于对与非选择性的 NSAID 有关的胃肠病的担心，使得患者选择服用特异性的 COX-2 抑制剂，例如塞来昔布（celecoxib）和罗非昔布（rofecoxib），则可能明显降低这些并发症，而且疗效上起码不低于非选择性的 NSAID。特异性的 COX-2 抑制剂的优点在于当其为临床有效剂量时，仅能抑制 COX-2 而不能抑制 COX-1。内镜检查研究已显示，由这些药物导致的胃和十二指肠的溃疡的发生率明显低于与之对照的非选择性的 NSAID，而又不比安慰剂高。对有胃肠道出血风险患者，其他好处还表现为特异性的 COX-2 抑制剂不影响血小板的聚集或者出血时间。然而，在许多使用 NSAID 后发生胃肠道出血的患者，出血的部位不能明确，在内镜下确认的胃和十二指肠的溃疡和临床明显的胃肠道出血、穿孔或者阻塞的关系仍不清楚。在服用特异性 COX-2 抑制剂的患者中，内镜下可确认的黏膜损伤明显减轻，是否也将伴有相应的临床重要的不良反应的减轻还有待研究。现在正在进行的几千例患者的前瞻性随机临床试验，其结果预期将能够回答这一问题。

二、临床上应用特异性 COX-2 抑制剂的价效关系

与非选择性 NSAID 相比，选择性抑制 NSAID 的主要优势是它明显减轻了上消化道出血的不良反应。众所周知，目前临床上应用的特异性 COX-2 抑制剂价格都非常昂贵，用它治疗骨关节炎是否物有所值，尚在进一步研究中。因此，我们建议对于老年患者或曾有上消化道出血的骨关节炎患者优先考虑使用特异性 COX-2 抑制剂，对其他人则可考虑使用非特异性 NASID。

三、临床常用的 COX-2 特异抑制性的非甾体消炎药

（一）美洛昔康（meloxicam）

【别名】莫比可。

【作用与用途】为烯醇酸类非甾体消炎药，对 COX-2 具有选择性抑制作用。它能更有效地抑制炎症部位的 PEG2 的合成，主要应用于骨关节炎、风湿、类风湿的治疗。动物实验研究发现，其在大鼠、狗体内的药代动力学特征与人相似；7.5mg 本品口服后其生物利用度为 90%，与血浆蛋白结合率高达 99.5% 以上；由于肠–肠循环或肠–肝循环，其吸收时间延长，需 5~7 小时才能达到血药峰值。其分布容积为 14L，主要分布在血浆和细胞外液以及血流灌注充分的组织，如肝、肾和炎症部位。肝内代谢为四种无活性的物质，代谢物约 43% 从尿中排出，其余由粪便排出。

【用法与用量】口服 15mg/d。晚期肾功能受损患者，7.5mg/d。

【注意事项】使用美洛昔康可发生以下不良反应：①胃肠道：消化不良、腹痛、短暂的肝功能指标异常（如转氨酶或胆红素升高）。食管炎、胃十二指肠溃疡，隐伏或肉眼可见的胃肠道出血、结肠炎等。②血液：贫血等。③皮肤：瘙痒、皮疹、口炎、荨麻疹、感光过敏等。④中枢神经系统：轻微头晕、头痛、眩晕、耳鸣、嗜睡等。⑤心血管：水肿、血压升高、心悸、潮红等。⑥泌尿生殖系统：肾功能指标异常，如血清肌酐和（或）血清尿素升高等。⑦已有报道在使用阿司匹林或其他 NSAID，包括美洛昔康之后有的个体出现严重的哮喘。

【制剂】片剂：7.5mg；15mg。胶囊剂：10mg。栓剂：15mg。10 片/盒。

（二）洛索洛芬钠（loxoprofensodium）

【别名】乐松 loxonin。

【作用与用途】洛索洛芬对 COX–1 和 COX–2 抑制作用相似，其镇痛作用在口服药物 15 分钟后就出现。适用于：①下列疾病及症状的消炎、镇痛：类风湿性关节炎、骨性关节炎、腰痛症、肩周炎、颈肩腕综合征。②手术后，外伤后及拔牙后的镇痛、消炎。

【用法与用量】通常，成人口服每次 60mg 洛索洛芬钠（无水物），一日 3 次；顿服时，1 次 60~120mg 口服。另外，可根据年龄、症状等适当增减。

【注意事项】①禁忌证：有消化性溃疡的患者；有严重血液学异常的患者；有严重肝功能障碍的患者；有严重肾功能障碍的患者；有严重心功能不全的患者；对本药组成成分过敏的患者；阿司匹林喘息（诱发因非甾体消炎镇痛药而引起的喘息发作）患者；妊娠后期的妇女。②不良反应：

过敏。消化系统：偶尔会发生消化道溃疡，出现这种症状时应停止给药。另外，有时会出现腹痛、胃部不适、食欲不振、恶心、呕吐、腹泻、便秘、烧心、消化不良、口腔炎等。神经系统：有时会出现困倦，偶尔会出现头痛等症状。血液：偶尔会出现贫血、白细胞减少、血小板减少，有时还会出现嗜酸性粒细胞增多。肝脏：有时有丙氨酸转氨酶（ALT）、碱性磷酸酶、天冬氨酸转氨酶（AST）的升高。其他：有时会出现水肿，偶尔有心悸。

【制剂】片剂：60mg/片，20 片/盒。

（三）罗非昔布（rofecoxib）

【别名】万络 TM。

【作用与用途】为选择性的 COX-2 抑制剂。适用于：①骨关节炎的短期和长期治疗。②缓解疼痛。

【用法与用量】骨关节炎：推荐起始剂量为 12.5mg，1 次/天。有些患者剂量增加至 25mg，1 次/天，可能会取得更好的疗效。最大推荐剂量为每日 25mg。

【注意事项】①不良反应：下肢水肿、高血压、心口灼热、消化不良、上腹不适、恶心、腹泻。②禁忌证：对本产品任一成分过敏的患者不宜使用本品。③晚期肾脏疾病患者不建议使用万络 TM 治疗。④对已有水肿和心功能不全的患者给予万络 TM 时，应考虑到可能导致体液潴留和水肿。⑤上消化道穿孔、溃疡或出血（PUB）的累积发生率，罗非昔布组显著低于非选择性环氧化酶抑制剂组。⑥如患者出现肝功能异常的症状和（或）体征，或肝功能检查异常，应评价是否为持续性肝功能检查异常。⑦曾因水杨酸盐或非选择性环氧化酶抑制剂而导致急性哮喘发作、荨麻疹或鼻炎加重的患者应慎用罗非昔布。

【制剂】12.5mg/片，7 片盒；25mg/片，7 片/盒。

（四）塞来昔布（celecoxib）

【别名】西乐葆。

【作用与用途】空腹给药塞来昔布吸收良好，2~3 小时达到血浆峰浓度。而骨关节炎患者每日一次或分两次口服 200mg 塞来昔布后，其临床疗效及安全性相当。塞来昔布的清除主要通过肝脏进行代谢，少于 1%剂量的药物以原形从尿中排出。多剂服药后清除半衰期为 8~12 小时，清除率约为 500mL/min。连续给药 5 天达到其稳定血浆浓度。

【用法与用量】骨关节炎：塞来昔布治疗骨关节炎的症状和体征时推荐剂量为 200mg，每日一次或分两次口服。临床研究中也曾用至每日 400mg 的剂量。

【注意事项】①禁忌证：对本品中任何成分过敏者；已知对磺胺过敏者。②塞来昔布含有磺胺基团，临床研究中哮喘患者服用塞来昔布后未发生支气管痉挛。但由于未在阿司匹林或其他非甾体消炎药诱发哮喘、荨麻疹或急性鼻炎的患者中评估塞来昔布，因此，在未获得有研究结果以前，此类患者应避免服用塞来昔布。③不良反应：主要有头痛、眩晕、便秘、恶心、腹痛、腹泻、消化不良、胀气、呕吐等。

【制剂】100mg 胶囊，每盒 10 粒；200mg 胶囊，每盒 6 粒。

第四节　阿片类制剂

镇痛药是作用于中枢神经系统，能解除或减轻疼痛，并改变对疼痛的情绪反应的药物。早年，由于这类药物都是天然的阿片碱或其半合成的衍生物，常称之为阿片类药物（opioids）。

近年，新的合成药物不断出现，它们能与阿片受体结合，并产生与阿片类药物相似的效应，因而将这些天然的或合成的物质统称为阿片类物质。由于这类药物（除个别外）反复使用可产生成瘾性，又称麻醉性镇痛药。

在骨关节炎治疗中，越来越多的资料表明，对于年龄偏大、骨关节炎病情严重、NSAID 已无法控制疼痛的患者，或患者由于自身其他疾病已不能耐受 NSAID，又不能耐受关节手术时，阿片类镇痛药能明显改善患者的症状及精神状态，提高他们的生活质量。

这类药品的另一用途是在急性疼痛期辅助 NSAID 镇痛，定期使用后能明显减少患者对 NSAID 的需要量。由于阿片类镇痛药的成瘾性，临床应用时一定要严格选择患者，并且在使用时间上不超过 2 周。曲马多在这类药品中镇痛效果较长而成瘾性很低，关于它用于骨关节炎治疗的临床研究也最多。受吗啡局部使用时能通过外周阿片受体缓解术后疼痛及外周阿片受体在疼痛性炎症时数量增加这些现象的启发，Likar 等观察了关节腔内注射吗啡对骨关节炎患者的镇痛效果。他们惊讶地发现，一次性注入 1mg 吗啡后，对关节静息痛和运动痛的镇痛效果可维持 7 天以上，在治疗观察期没有发现明显的毒副反应。他们的研究开辟了局部应用镇痛药物的新思路。

另外，许多研究表明，骨关节炎患者存在睡眠不佳的现象，而反过来，睡眠不好也可能加重骨关节炎患者的症状。

常用的阿片类药物：

（一）曲马多（tramadol）

【别名】反胺苯环醇、氟吡汀、曲马朵、马伯龙、奇曼丁、tramcontin、CG-315、grispin、trodon、mabron、tramal、tramadd、melanate、crispin。

【作用与用途】本品为阿片受体激动剂，其镇痛效果与喷他佐辛相等。起效快，持续时间与吗啡相似。纳洛酮可消除其镇痛作用。口服胶囊剂与注射剂的血浆浓度仅有极少差异，吸收半衰期约 30 分钟，2 小时达血浆峰值，人体内生物半衰期为 6 小时，其代谢产物几乎全由肾脏排出，适用于中重度急慢性疼痛、手术和手术后疼痛。

【用法与用量】静脉注射、肌肉注射、皮下注射、口服、肛门给药，每次 50~100mg，每日 2~3 次，每日剂量不超过 400mg，严重疼痛初次给药 100mg。

【注意事项】可有多汗、眩晕、恶心、呕吐、口干、疲倦；静脉注射太快可有面部潮红、多汗、一过性心动过速等不良反应；尚可影响机敏动作（如驾驶车辆）。

【制剂】胶囊剂：每粒 50mg；针剂：1mL（50mg）、2mL（100mg）；栓剂：100mg；滴剂：100mg/mL（40 滴）。

（二）喷他佐辛（pentazocine）

【别名】戊唑辛、戊唑星、镇痛新、思达平、镇痛灵、溴酸酚甲唑辛、

sedapain、eptazocine、fortalin、fortral、sosigon、talwin。

【作用与用途】为阿片受体的激动剂。镇痛效力较强，皮下注射 30mg 约相当于吗啡 10mg 的镇痛效应，呼吸抑制作用约为吗啡的 1/2。增加剂量，其镇痛和呼吸抑制作用并不成比例增加。对胃肠道平滑肌作用与吗啡相似，但对胆道括约肌作用较弱，大剂量可引起血压上升，心率加快，此作用可能与升高血浆中儿茶酚胺含量有关。口服及注射均易吸收。口服后 1 小时发挥作用，一次给药，作用可持续 5 小时以上。肌肉注射后 15 分钟血浆浓度达高峰，肌肉注射 t1/2 约为 2 小时。主要在肝脏代谢，经肾脏排泄，24 小时约排出总量的 60%。适用于各种慢性剧痛。

【用法与用量】静脉注射、肌肉注射或皮下注射，每次 30mg，口服，每次 25~50mg，必要时每 3~4 小时一次。

【注意事项】①连续用药 1 年以上，也有成瘾现象，切不可滥用。②不良反应有眩晕、恶心、呕吐、出汗等。③大剂量且可引起呼吸抑制、血压上升及心率加速。④对吗啡有耐受性的人，使用本药能减弱吗啡的镇痛作用，并可促使成瘾者产生戒断症状。

【制剂】片剂：每片 25mg、50mg；注射液：每支 15mg（1mL）、30mg（1mL）；50mg（1mL）。

（三）可待因（codeine）

【别名】甲基吗啡、吗啡、甲乙醚、甲基吗啡。

【作用与用途】本品作用和吗啡大同小异，也有镇痛、镇咳作用，但镇痛作用仅相当于吗啡的 1/10~1/7，镇咳作用为其 1/4。抑制呼吸作用比吗啡轻，对胃肠道几乎无作用（不易产生便秘）。虽镇咳效力不及吗啡，但实际应用比吗啡安全，临床上用为镇咳药，用于无痰干咳以及剧烈、频繁的咳嗽，有少量痰液的病例，宜与祛痰药合用。

【用法与用量】口服或皮注，一次 0.015~0.03g（15~30mg）；糖浆，一次 2~5mL；极量：一次 0.1g，0.25g/d。

【注意事项】①成瘾性较吗啡小，但也不可久用。②刺激性咳嗽影响睡眠时，可在睡前服。

【制剂】针剂：每支 0.03g（1mL）、0.015g（1mL）；片剂：每片 0.03g、

0.015g；糖浆：0.5%。

（四）哌替啶（pethidine）

【别名】度冷丁、地美露、唛啶、利多尔、美吡利啶、dolantin、demerol、meperidine、ludol、pethadol。

【作用与用途】作用与吗啡基本相同，镇痛作用比吗啡弱（相当于其1/10~1/8），持续时间也较短（2~4小时）。能增加胆道、支气管等平滑肌的张力，但较弱，可使胆总管括约肌痉挛。对呼吸中枢有抑制作用。镇静及镇咳作用较弱。能增强巴比妥类的催眠作用。临床上主要用于：①各种剧烈疼痛，如创伤、烧伤、烫伤、术后疼痛等。术后用本品，一般无吗啡引起腹胀和尿潴留的缺点。②心源性哮喘。③麻醉前给药。④内脏剧烈绞痛（胆绞痛及肾绞痛须与阿托品合用）。⑤与氯丙嗪、异丙嗪等合用于"人工冬眠"。

【用法与用量】口服：每次50~100mg，极量：每次200mg，每日600mg。肌肉注射：每次25~100mg，极量：每次150mg，每日600mg，两次用药时间相隔不宜少于4小时。

【注意事项】①成瘾性比吗啡轻，但久用亦能成瘾。②不良反应可见头昏、头痛、出汗、口干、恶心、呕吐等。过量时，瞳孔散大、惊厥、呼吸抑制、血压下降及心率加速。③不宜皮下注射，因对局部有刺激性。④不宜与异丙嗪多次合用。

【制剂】片剂：每片25mg、50mg；针剂：每支50mg（1mL）、100mg（2mL）。

（五）二氢埃托啡（dihydroetorphine）

【别名】二氢片、双氢乙烯啡、双氢MQQ、908、DHMQQ、DHE。

【作用与用途】本品为麻醉性高效镇痛药，是阿片受体激动剂，用于各种晚期癌症的止痛，亦可用于外伤术后、急腹痛、痛经等各种剧痛的止痛，包括对吗啡或哌替啶无效者。

【用法与用量】舌下含化20~40mg，10~15分钟疼痛可减轻，必要时3~4小时后可重复用药，但只可以舌下含化，不可将药片吞服，否则影响止痛效果。允许使用最大剂量一般为180mg/d，一般连续用药不得超过1周。

【注意事项】①脑外伤神志不清者，肺功能不全者禁用。②盐酸纳洛酮和氢溴酸烯丙吗啡为其特异性拮抗剂。③非剧烈疼痛如牙痛、头痛、风湿痛、痔疮、局部组织小创伤痛不宜使用本品，以免产生不良反应。④肝、肾功能不全者慎用或酌情使用。⑤本品属一类精神药品，应加强管理，防止流失。⑥不良反应一般不明显，有时可引起类似吗啡或哌替啶的头晕、恶心、乏力、出汗，甚至呕吐。卧床者比活动者反应轻。一般无须特殊处理，可以自行缓解，偶见呼吸减慢至 10 次/分钟，用尼可刹米纠正或吸氧。

【制剂】 片剂：每片 20mg。

第五节　骨关节炎治疗的改善药物

如前所述，对许多骨关节炎患者，NSAID 或者止痛药可部分缓解关节疼痛，但由于疗效、费用和不良反应等因素的限制，其结果并不十分令人满意。因此，目前骨关节炎的病变调整药物的研究成为热点。防止和推迟骨关节炎关节软骨损害或延缓损害过程的药物受到了越来越广泛的关注。

在骨关节炎动物模型的实验研究中已发现一些可减轻关节软骨蛋白水解破坏，促进基质修复的药物。这些骨关节炎动物模型的关节软骨的形态、生化和代谢变化，基本上与人骨关节炎关节软骨相似。这类药物被称为"软骨保护性药物"。

由于骨关节炎病变不仅累及关节软骨，且侵犯关节周围组织，目前更倾向于将这类药物称为骨关节炎疾病改善药物。

目前报道具有疾病改善性能的这类药物有：三苄糖苷；三苯氧胺（他莫昔芬）；二-乙酰大磺酸（Diacerhein）；氯喹；透明质酸；糖皮质激素；止血环酸；肝素类似物（如聚硫酸糖胺聚糖 [GAGPS]、聚硫酸戊聚糖 [PPS] 和多肽复合糖胺聚糖 [GP-C] 等）；非甾体消炎药；多西环素（强力霉素、脱氧土霉素）。

目前临床常用的具有疾病改善作用的药物有维骨力胶囊等。

维骨力胶囊（viartrils-S）

【别名】硫酸氨基葡萄糖。

【作用与用途】骨性关节炎是关节软骨蛋白多糖生物合成异常而呈现退行性变的结果。骨维力的活性成分，天然的氨基单糖——硫酸氨基葡萄糖，能刺激软骨细胞产生有正常多聚体结构的蛋白多糖，是一种具有生理活性的必需物质。它也可抑制损伤软骨的酶如胶原酶和磷脂酶 A2，并可防止损伤细胞的超氧化物自由基的产生。维骨力阻断骨性关节炎的病理过程，防止疾病进展，改善关节活动，缓解疼痛，且耐受性良好，因为它是一种天然的氨基单糖，选择性地作用于骨性关节炎。本药适用于全身所有关节的骨性关节炎（膝关节、髋关节、脊椎、肩、手、腕关节和踝关节等）。

【用法与用量】口服，1~2 胶囊，3 次/天，最好吃饭时服用，持续服用 4~12 周或根据需要延长，每年重复治疗 2~3 次。

【注意事项】至今没有关于药物相互作用的报道。与其他药物一样，孕妇应在严密的医疗监护下服用。偶见有轻微短暂的胃肠道反应，如恶心及便秘。对硫酸氨基葡萄糖过敏的患者应避免服用。

【制剂】每粒胶囊含硫酸氨基葡萄糖晶体 314mg，相当于 250mg 硫酸氨基葡萄糖，每盒 20 粒胶囊。

第六节　中医药治疗

骨关节炎属于中医痹证和痿证范畴，是本虚标实之证。骨关节炎发病主要为以下两种模式：

1.因虚致病患者禀赋虚弱，或年老或大病后，致精气亏损，肾气不足，骨骼失充；精气亏损，腠理空虚，骨节失密，风寒湿邪入侵而致气滞血瘀寒凝，筋脉失和，关节痹阻，发为骨痹。《素问·六节藏象论》曰："肾者……其充在骨"。《景岳全书·腰痛》曰："腰痛之虚证，十居八九"。《医宗必读·腰痛》曰："有寒湿，有风热，有挫闪，有瘀血，有滞气，有痰积，皆标也。肾虚，其本也"。骨质增生则是由于肾精亏损，肾气不足，骨骼失充而致骨骼异常增生；如有外邪入侵或损伤，则致增生更著。肾精亏损，骨髓精血化源不足，骨失充养而致骨骼脆弱无力，腰膝酸软，不耐久站久立。

2.因病致虚、跌扑闪挫或风寒湿邪外侵，皆致气血瘀滞，经络不通，瘀血归肝，肝阴暗耗；肝肾同源，久则肝肾同虚，不荣筋主骨，筋骨痿挛，虚实夹杂，痹阻骨节筋脉而为病。《杂病源流犀烛·身型门·筋骨皮肉毛发病源流》曰："筋急之原，由血脉不荣于筋之故也"。《素问·长刺节论篇》曰："病在骨，骨重不可举，骨髓酸痛，寒气至，名曰骨痹"。《素问·逆调论篇》曰："骨痹，是人当挛节也"。中医认为骨关节炎主要为关节软骨退变或损伤导致的疾病，故治疗的重点在恢复关节软骨的平整和关节的功能，改善临床症状与体征，阻止其进一步发展，促进骨膜局部软骨细胞分化过程，使骨关节炎局部变性坏死的组织细胞得以一定的修复。

具体方法是：内服补肾活络方药以补肝肾强筋骨，祛风散寒，除湿通络，根据病情的不同，连服 3~6 周；同时，配合针灸、推拿、理疗和适度的体育锻炼，如太极拳、广播操、飞燕点水等，能取得一定的效果。

第十章
膝关节骨关节炎的局部治疗

第一节 外用药

尽管非甾体消炎药（NSAID）和止痛药，如对乙酰氨基酚是最常用的控制骨关节炎疼痛的药物，但是它们能使关节疼痛得到一般程度的缓解，长期使用，特别是对老年患者，常引发如消化不良、胃肠道出血和肾功能障碍等不良反应。另外，老年性骨关节炎患者常常还需要系统用药来治疗一些常见的疾病，如高血压、心脏病和糖尿病等，这就增加了与 NSAID 药物相互作用的风险性，使得 NSAID 药物的使用剂量不好控制。因此，通过局部治疗以减轻骨关节炎的疼痛就显得很有意义了。

药物的不良反应并非只是消炎药物才有。任何一种药物，都有可能对人体有不良影响。由于药物在体内的影响遍及全身，所以，必然要影响与疾病不相关的部位。只要用药时间适当，药量适度，而且用在必要的时候，必定能取得很好的疗效。就膝关节骨性关节炎而言，内服药物基本上用于急性期（前述的进入慢性期后，依然疼痛者例外），在慢性期内，应尽可能使用外用药。

可长期使用的外用药消炎药有许多，从剂型看有软膏、乳剂、水溶剂等，外敷剂。外用药仅用于局部，所以其优点是不良反应比内服药少，可

123

以长期使用。为此，近 10 年中，外用药产量的增长幅度远比内服药大。在药品的选用上，因医生和患者的喜好而异，而多数是依据患者的喜好而定。多数患者喜欢用湿敷药物，可选用软膏和乳液类药物。湿敷药物的不足之处是易移动，对有的人还会引起皮肤发炎。此外，当膝盖部贴敷湿布时，易给患者带来精神受压抑的负面效应，总觉得"我的膝关节有病"。相反，使用软膏和乳液类药物，只需一天涂抹两次，对活动无任何影响。软膏和乳液类涂抹药物还可以在洗浴后涂抹，与温热疗法并用的话，其消炎、止痛效果更佳。涂抹时，以痛点为中心，用手指轻轻地按摩两三分钟，使药物更好地渗入皮肤内部。不过，涂抹药物也有不良反应，它与湿敷一样有时会造成皮肤发炎。当出现皮炎、瘙痒、发红等过敏反应时，请告诉医生，以便更换其他具有同等疗效的药物。切勿按主观臆断随便停药，尤其是使用内服药的患者，必须遵照嘱服药。例如，医生在给患者开处方时，最初一次吃两片，就说："请吃两片，待症状减轻时，视情况可以改为一天一片，一点也不痛时，可停止服药。"然后，当下次再诊治时，确认该患者的病情减轻后，便开一天一片的处方。这时又说："如病情进一步好转，可以停药。"这样并不意味着患者可以随意停止用药。患者自己减少用药的剂量时，应向医生讲明，这点十分重要。否则，医生还认为患者在按原来的剂量服药，当发现患者的病情依旧时，会误认为"所用药物无效果"，以致在以后的诊治中不能准确地把握剂量。

第二节　关节腔内注射可的松

　　一般不以甾体激素或促肾上腺皮质激素作为骨关节炎患者的系统治疗。使用这些药物的益处不确定，而且长期使用产生的不良反应，特别是在老年患者，超过了任何可能的有效作用。但是关节腔内注射皮质激素对骨关节炎的治疗是有益的。在一项近 1000 例膝关节骨关节炎患者做关节内注射甾体激素 9 年的回顾研究中，将近 60% 的患者不再疼痛而无须再做注射甾体激素，20% 的患者仍需做注射，20% 的患者无效或者失访。然而，在对这些数据分析的同时，应注意到其他一些研究结果，即仅仅做一次性的 1%普鲁卡因注射、等渗生理盐水注射或其他治疗等也有相似的益处。

关节腔内注射皮质类甾体激素的不良反应常常是较轻微的，但是在有些情况下，如出现皮肤的萎缩可能招致医患纠纷。皮质甾体激素诱导的皮下脂肪和皮肤萎缩的发生机制尚不清楚。这种并发症可导致明显的皮肤萎缩、下陷，在伴有色素沉着时则表现更为突出。

与萎缩有关的因素包括注射部位的不准确，使用强效的用氟处理过的甾体激素。所以，当给患者较表浅部位注射时，应向患者说明有可能出现皮肤或者皮下组织的萎缩，并且需在病案上记录。对这些部位做腔内注射时，应避免使用氟处理过的皮质激素。

关节腔内皮质激素注射除了可产生皮肤萎缩的危险并发症，糖皮质激素的过多应用还是骨坏死的一个潜在发病因素。但在做长效糖皮质激素关节腔内注射后出现骨坏死的情况却很罕见。虽然机体吸收皮质激素后可能导致短暂的糖尿病控制的恶化，但是这种情况并不常见。虽然如此，最好事先告诉患者这一可能性。

在有些患者，关节腔内注射皮质激素后会出现面部的潮红。其作用机制尚不清楚，但是有前瞻性研究提示，发生率可以高达 40%，并且有 12% 的患者症状较为严重。更换一种不同的皮质激素可以降低面部潮红的发生率。注射皮质激素后出现过敏反应也有报道，但是并不多见。

关节腔内注射甾体激素后导致的败血症是最严重的并发症，它可导致病情加重及较高的死亡率。感染可以是任何关节腔内注射药物后的并发症，但是许多人认为，关节腔内注射皮质甾体激素会使该并发症的发生率大大增加。注射皮质甾体激素后导致关节感染的真正发生率不清楚。大多数估计的发生率是来自于回顾性的记录，一般为每 15 000 人有 1 人到每 50 000 人有 1 人感染。显然注射甾体激素后关节感染的发生率是很低的。尽管关节腔内注射甾体激素治疗的临床经验证明这种注射是安全的，对同一关节腔经常、反复注射大剂量的甾体激素，则观察到出现进行性的关节退变与损害。

关节腔内注射甾体激素后对疼痛的掩盖，可以导致甾体激素的过多应用而出现关节面的破裂、破损和关节的不稳（痛觉缺失性关节病）。甾体激素注射后也可以直接损害关节软骨。

因此，关节腔内注射甾体激素常常需至少间隔 3~4 个月以上。有些医师建议在关节腔内注射甾体激素后，给予关节几周的休息（如扶拐行走），而有些医师则允许患者即刻恢复正常的日常活动。在对兔的骨关节炎关节模型的研究发现，在关节腔内注射甾体激素后，活动能导致关节软骨损害加重，该发现支持在给予关节腔内注射甾体激素后应有一段时间的休息。但是，在关节腔内注射甾体后的住院或者休息的患者，其反应过程较行走的患者时间长。许多医师都建议注射甾体激素后应保持最低限度关节活动和负重一段时间，即使上述的对比研究资料显示这样的建议不一定有效。

一方面，对同一关节，过多或者太频繁注射甾体激素将导致关节的损害；但是另外一方面也观察到在动物骨关节炎模型中，关节腔内注射甾体激素能改善骨关节炎的病理变化。由此提出了这种治疗除了能减轻关节疼痛症状外，可能对疾病的病理发展也有改善作用。

那么，哪些骨关节炎患者适合做关节腔内甾体激素注射呢？尽管有几项研究，但除了证实应用甾体激素后可能出现局部渗出外，未发现应用甾体激素后的其他明显副反应。尽管许多作者建议，给骨关节炎患者关节腔内注射甾体时，对于那些有急性滑膜炎的患者应推迟注射时间，但是尚无证据证实。

所以，对那些保守治疗失败以及不愿意或者不能耐受手术的患者，给予关节腔内注射皮质甾体激素，不失为一种较好的方法。最后，应该认识到骨关节炎的疼痛可能源自关节周围的组织。在有些患者，对疼痛的关节囊周围部位和韧带做甾体激素注射，同样可以减轻和缓解症状。

第三节　关节腔内注射透明质酸

透明质酸（hyaluronan，HA）是一种大分子分散性线性糖胺聚糖，由葡萄糖醛酸和 N–乙酰葡糖胺的重复双糖所组成。滑膜细胞、成纤维细胞和软骨细胞均合成 HA，以 0.05%~5% 的浓度存在于所有的哺乳动物的结缔组织中，平均分子量（MW）为 $6 \times 10^4 \sim 12 \times 10^6$。滑液是一种浆性的超滤液，其中存在高浓度的 HA，其由滑膜内衬的 B 细胞合成并分泌进入关节腔，分布于软骨和韧带表面，部分渗透至软骨层，与蛋白多糖和连接蛋白共同构成蛋白多糖聚合物。在正常的人滑液中，HA 的分子量为（6~7）×10^6，而浓度为 2~4mg/mL。

在骨关节炎患者，滑液中 HA 的浓度和分子量是降低的，滑液的黏弹性能受到影响。将外源性 HA 注入关节，理论上能够补充内源性 HA，提高了滑膜合成 HA 的含量。有报道这种方式可以缓解骨关节炎患者的关节疼痛，这种效果能够持续几个月。尽管有证据表明，注射的 HA 几天后即从关节内清除。

一、透明质酸钠在关节中的生理功能

（一）润滑及缓冲应力作用

滑液中的透明质酸钠和糖蛋白使滑液具有润滑性和黏弹性，可降低软组织间及软骨间的摩擦。关节的运动阻力主要由软组织间的摩擦产生，而摩擦阻力的升高是造成关节僵硬的主要原因。因此，滑液中的 HA 对关节生理功能的发挥起着重要作用。当关节撞击频率低时，含有 HA 的滑液呈黏性溶液，润滑关节内的滑膜、各组织平面、韧带和胶原结构，因此而减少摩擦；当关节撞击频率高时，滑液呈现凝胶样的弹性特征，在关节间隙充当缓冲垫，缓冲应力对关节的撞击，保护关节软骨。

（二）充当填充剂和扩散屏障

正常情况下，关节腔的运动需通过 HA 的流动来维持。关节腔体积的大小受腔体和周围组织流体静力压和渗透压控制。HA 在关节腔内可调节其他高分子物质的转运，从而调控流体的静力压和流速，因此对关节腔的体积大小的调节起重要作用。HA 在滑液中的浓度足以形成高分子网状结构，在关节腔内充当扩散屏障，调控水分及其他营养成分进入软骨基质。

（三）清除功能

研究发现，自由基尤其是羟自由基能导致 HA 分子链产生断裂。HA 可通过此反应清除体内的自由基。HA 在关节内快速代谢可能有助于清除细胞碎片，细胞碎片可嵌入其高分子网状结构中，随同其代谢而清除，并协助排出软骨细胞的代谢产物。

二、可能的作用机制

溶液中的 HA 分子形成一种广泛的网络状结构。高分子量的 HA 具有黏弹性能，例如在低剪切速率时，其为一种黏性液体；而在高剪切速率时，其为弹性的固体。由于 HA 的组成，在关节的低速活动时，如在行走时，关节液作为一种黏性的润滑剂而起作用；而在快速运动，如奔跑时，其作为一种弹性的震荡吸收剂而起作用。已发现滑液中的 HA 具有各种各样的功能，包括软组织的润滑（如相邻的滑膜绒毛），以及形成关节软骨表层或关节软骨。

外源性补充透明质酸钠治疗骨关节炎的作用如下：①提高滑液中透明质酸钠的含量，使其在软骨和滑膜表面聚积，修复已被破坏的屏障，防止骨基质进一步破坏流失。②改善病理情况下滑液的生理功能，使其发挥润滑作用，减少关节运动及组织滑动产生的摩擦，增大关节的活动范围。③对位于滑膜以及滑膜下的感受器与感觉纤维的兴奋性具有较强的抑制作用，可缓解关节疼痛。④透明质酸钠黏附于关节软骨及滑膜组织表面，对细菌、毒素等免疫复合物等的侵入起保护性屏障作用，保护软骨和滑膜免受破坏。

三、注射 HA 对骨关节炎疼痛的治疗结果

几项研究已得出结论，对膝关节骨关节炎患者，关节腔内注射 HA 能缓解关节的疼痛，改善关节的功能。

四、关节腔内注射 HA 的疾病改善结果

关节腔内注射 HA 是否有益或者有害，这是首先需要考虑的问题。但是，各项临床研究的结果常常有不同。在对关节腔内注射 HA 是否能改善骨关节炎关节损害的进展方面的研究中，存在着方法学的不同。除了所使用的动物种类差异，治疗的时间、HA 的来源、HA 的平均分子量、预防或治疗的间隔时间以及所采用的对结果的评定方法等，均可以影响结果。

Hurwitz 等报道，膝关节内侧间室骨关节炎的患者做膝关节内收活动时，服用 NSAID 时较停服时的活动幅度大；在停服药物后，其膝关节疼痛症状常更趋严重，因为药物对关节疼痛的缓解常导致损害关节力学负重的增加。将 HA 注射到骨关节炎患者的关节腔内后，对该关节会产生何种进

展性的影响，此方面尚无足够的资料来得出确实的结论。

五、安全性

关节腔内注射 HA 是否安全？当然，无须考虑应用 NSAID 后对前列腺素合成的系统性抑制。注射部位的局部反应，如疼痛、触痛和红斑，通常是一过性的，只需事先向患者做好解释工作并在局部放置冰袋。

在有些患者，出现急性滑膜炎并伴有持续达 3 周的关节肿胀、滑液的白细胞计数超过 $50×10^9/L$ 的情况，以致怀疑是否存在急性细菌性感染的可能，然而滑液细菌培养和晶体分析均为阴性。在较少的病例中，关节腔内注射 HA 可即刻导致假性痛风，因为在每周的滑液检查中其双折射状的晶体均为阳性。尽管短期关节腔内注射 HA 的治疗看来是安全的（除以上所述可能产生的偶尔假性感染反应外），而且多项研究认为，关节腔内注射 HA 能缓解膝关节炎的关节疼痛，改善关节功能。然而，我们仍需深入研究关节腔内 HA 的生理作用与外源性 HA 的治疗作用之间的关系，注射 HA 对关节软骨蛋白多糖的影响，临床对患者使用 HA 的剂量及疗程等问题。

目前临床常用的透明质酸为施佩特（Sofast）。

【别名】玻璃酸钠、sodiumhyaluronate、natriihyaluronatis。

【性状】本品为无色澄明的黏稠液体。

【作用与用途】玻璃酸钠为关节滑液的主要成分，是软骨基质的成分之一。在关节腔内起润滑作用，减少组织之间的摩擦，同时发挥弹性作用，缓冲应力对关节软骨的作用，发挥应有的生理功能。关节腔内注入高分子量、高浓度、高黏弹性的玻璃酸钠，能明显改善滑膜组织的炎症反应。提高滑膜中玻璃酸钠含量，增加关节液的黏稠性，增强润滑功能，保护关节软骨，促进关节软骨的愈合与再生，缓解疼痛，增加关节活动度。本品注入关节腔内 24 小时，即进入滑膜、软骨表面和相邻的部分肌肉组织以及肌间空隙，且在滑膜、半月板及软骨表面的浓度达到峰值；给药 72 小时，在关节腔内的残留量约为投药量的 10%，此时在血浆的浓度达到峰值，并且在肝、脾以及肾脏中均有分布，在以上脏器中的浓度可高于血浆浓度的 2~6 倍。给药 9 天后，可发现极少量的代谢产物从尿中排出。无论是单次给药还是多次给药，玻璃酸钠在体内的清除速率是相同的。该药用于膝关节炎、肩周炎等症。

【用法与用量】本品为膝骨关节炎、肩周炎等症的改善药物。用于膝关节骨关节炎时，膝关节腔内注射；用于肩周炎时，肩关节腔或肩峰下滑囊内注射。每次 2mL，每周 1 次，5 周为一疗程。

【注意事项】使用时，要严格按照无菌操作。本品勿与含苯扎氯铵的药物接触，以避免产生混浊。有关节积液时，应先将积液抽出，再注入药物。打开包装后，若有混浊，禁止使用。个别患者注射后可出现皮疹、瘙痒等过敏症状，出现以上症状应停止用药，进行必要的处理。

【制剂】注射剂：每支 2mL（20mg）。

第十一章
膝关节骨关节炎的外科治疗

第一节　外科治疗的目的和意义

对于已接受过系统正规药物和非药物治疗后无效、病变严重、持续疼痛或有明显功能障碍的患者，应考虑施行手术治疗。手术方法包括软组织手术、关节融合固定术、截骨术、关节清理术，对于严重的膝关节骨关节炎最彻底的治疗莫过于人工关节置换术。手术方式的选择主要根据患者的年龄、受累关节、预期目标、患者期望及软骨破坏程度等多种因素决定。

目前，对严重膝关节骨关节炎或者晚期的膝关节骨关节炎施行人工关节治疗。通过对骨关节炎的外科治疗，可部分或彻底解除患者的关节疼痛，改善或恢复关节的正常功能，提高患者的生活质量。

第二节　膝关节骨关节炎的关节镜治疗

关节镜技术的应用已有80多年历史，主要运用于膝关节疾病与创伤的检查与治疗。关节镜技术在20世纪80年代飞速发展并成为矫形外科手术的一个重要领域。自从关节镜外科问世以来，已经有了很多治疗膝关节骨关节炎的新方法，包括关节镜下清创、磨削性关节成形术以及清创或磨削性关节成形术结合胫骨截骨术。可以说，关节镜的问世开创了当代膝关节外科的新时代。随着关节镜使用技术的日益成熟，关节镜器械的发展，关节镜的应用范围也在不断扩大，从最初仅仅限于膝关节，发展到逐步应用于肩、髋、肘、腕、踝及指/趾等关节的检查及治疗，且这种检查及治疗具有创伤小、术后炎症反应轻、疼痛轻、恢复快、并发症少、疗效满意等优点。由于关节镜的发展使骨性关节炎的治疗更加完善，为膝关节骨性关节炎的早期治疗提供了行之有效的方法。通过关节镜的检查和清理可以对膝关节关节腔进行冲洗，冲去关节内坏死的软骨、骨碎屑，冲去组织胺、5-羟色胺及前列腺素等致痛因子及蛋白溶解性蛋白酶（如胶原酶、白明胶酶、基质降解酶等一些酶）和钙磷结晶；可以通过对退变的半月板修整和有影响的骨赘的切除，改善关节内的环境；还可以通过矫正髌骨的平衡改进关节内的力学性质，从而缓解疼痛，延缓实施更大的手术。

一、关节镜在膝关节骨性关节炎诊断中的运用

骨性关节炎的病理基础是关节软骨的退行性改变和滑膜慢性增生性炎症，而导致关节疼痛、肿胀、积液、关节软骨损伤、骨质增生及功能障碍等。骨性关节炎的临床表现常与 X 线检查无确定的相关性，但在关节内软骨出现不同程度的纤维束样变性、轻度龟裂或起泡、半月板不同程度的退化变性、滑膜增厚、前十字韧带（ACL）退化改变、髁间窝狭窄等现象时，X 线却表现为正常影像，甚至 CT、MRI 检查也无明显异常；但通过关节镜检查却能全面地提供关节内部信息，因其具有良好的关节内视野，能全面清楚地观察关节腔内各种结构，充分了解病变和损伤的程度而明确诊断，为进一步治疗打下基础。

二、膝关节骨性关节炎关节镜下清理的适应证

膝关节骨关节炎关节镜下常见软骨磨损脱落，滑膜增生，骨刺形成。清理顺序首先是增生的滑膜组织，术中应尽可能全部切除那些充血、水肿、增生的滑膜绒毛，然后按顺序进行磨削关节面并修整成形，修切半月板，松解粘连，清除病理性软骨，于裸露软骨下骨部位钻孔，甚至外侧支持带松解，清除明显骨赘，摘除关节内游离体，术中维持关节持续冲洗。滑膜切除有消肿、止痛、改善关节功能的作用；对病理性软骨的清除，能使软骨面再生修复；关节内冲洗既清除了坏死组织、炎症介质，又能通过大量的保持一定压力的灌注生理盐水调整关节的渗透压、酸碱度和补充电解质，改善关节内环境，使滑膜炎症迅速消退，正常的滑液分泌得以恢复；对裸露的硬化骨钻孔减压可缓解疼痛，并可在钻孔区通过破坏软骨下骨的血管形成纤维蛋白凝块，凝块内的间质干细胞在转换生长因子的刺激下分化成软骨细胞而形成纤维软骨。

David 根据患膝关节的 X 线表现，将膝关节骨性关节炎的严重程度分为五度：①0 度：未见关节异常者；②Ⅰ度：可疑关节内骨赘，关节间隙正常；③Ⅱ度：肯定关节内骨赘，可疑关节间隙狭窄；④Ⅲ度：少量关节内骨赘、硬化，关节间隙狭窄肯定；⑤Ⅳ度：关节内多发骨赘、硬化、囊性变，关节间隙严重狭窄或消失。

骨关节炎关节镜下清理术的适应证为：

1.最佳适应证：X 线表现为 0~Ⅱ度之间改变，且患膝关节出现疼痛、肿胀、积液、功能障碍，早期骨关节炎伴卡压感或交锁者，经休息、理疗及药物治疗 3~6 个月效不佳者。临床疗效肯定。

2.相对适应证：X 线表现为Ⅱ~Ⅲ度改变，有上述症状多年，病情反复，拒绝施行其他外科治疗者，对这类患者短期疗效明显，远期有效。

David 等综述了近期 34 篇文献后得出结论：对肢体力线正常、关节病程较短、镜下软骨病损的患者，关节镜手术后 80%在数年内可取得满意的疗效；而 X 线表现为Ⅲ~Ⅳ度改变，行走困难且拒绝行人工关节治疗者，短期有效，远期效果差，应在治疗前向患者说明。这种方法只能暂时减轻疼痛，改善部分关节功能，对关节镜的治疗期望值不应太高，要有行关节置换的心理准备。

三、膝关节骨性关节炎关节镜清理术

（一）基本设备

1.关节镜：现代关节镜是一个 Hopkins 棒镜系统，外面有金属的保护鞘。在膝关节，所用关节镜直径是 4mm，加上外面的金属保护套管直径是 5mm。根据视角，关节镜分为 0°、30°、70°、120°等不同类型。0°镜用于初学医生的训练；30°镜用于常规手术的配置；70°镜用于膝关节后室的检视。通过旋转 30°镜，可以将镜下视野扩大 4 倍以上。

2.套管和管芯：套管既是保护关节镜的外鞘，又是关节灌注和引流的通道。管芯分为钝头和锐头两种。锐头管芯插入套管便是刺入关节腔的穿破器。换上钝头的管芯即可做松解关节内粘连带的剥离器。

3.监视系统：现代关节镜应具备摄像、录像和监视系统，一方面可以避免术者直视目镜造成手术区域的污染，另一方面从监视器上观看画面有利于助手的配合和培训。录像系统记载病变及手术情况的原始资料，用做手术资料记录及学术研究和技术训练。

4.灌注系统：简单的灌注系统是依靠重力来完成的，液瓶高度要高于膝关节 1m 以上，才能有足够的压力使关节充分扩张。现代关节镜系统配备有灌注泵，能根据需要调节压力，一般压力为 5~10mL/min。灌注液用生理盐水或林格液，后者更符合软骨细胞的代谢环境。

5.刨削打磨系统：刨削打磨系统是完成关节镜下手术所必需的。应根据需要配置不同直径和形状的刀口，有刨刀（shaver）、切刀（cuter）和磨钻等，并可调节转速和正反转方向。用摆锯式切削，可防止软组织挤夹于刀口内。手柄连接吸引装置，能随时吸出组织碎屑。

6.光源系统：现代关节镜采用冷光源，灯泡是 150W 钨丝灯，通过光导纤维与关节镜连接。可以自动调节亮度，色彩及手控摄像。

7.镜下器械

（1）探针：用于探测病变的大小、质地、深度和张力。探针上的刻度可以测量半月板破裂的长度，关节面软骨缺损的直径等。

（2）手术剪：镜下手术剪用于完成关节镜下的各种剪切操作。剪刀的方向有直向、左向和右向，这样剪切比较方便。

（3）手术刀：镜下手术刀用于镜下组织的切割。根据手术要求，手术刀被设计成各种形状，刀口有在前方、下方和反向的，以完成推切、压切和钩切的操作。

（4）吸力切钳：主要用于咬除半月板。将半月板咬成小的碎块，从后方的吸管吸出。钳口有直向、左向和右向的设计，用来咬除正前方、左侧和右侧的组织。吸力切钳在半月板部分切除术中非常有用。

（5）活检钳：有大小之分。主要用于钳取滑膜组织和小的游离体及软骨碎片等。

8.激光手术刀：一种新的镜下手术器械是 Ho-YAG 激光刀（钬-钇铝石榴石）。这种激光的优点是可在液体中操作而没有明显的能量衰减。根据手术需要可调节发射频率和能量，用于滑膜的烧灼切除、半月板的切割汽化、软骨面的成形、关节囊及粘连带的松解、关节囊的紧缩等。

（二）术前准备

常规于麻醉状态下检查患肢，并双侧对比详细记录关节运动及韧带的情况，在麻醉状态下肌肉松弛，可以发现一般检查易漏诊的阳性发现。有些医生不用止血带，有些滥用止血带。止血带应用与否可根据医生的习惯而定，但应注意：手术持续时间超过 1 个小时，在术中应放止血带；滑膜切除如出血较多，应使用止血带；膝关节最近受过伤，不宜使用止血带；如果使用高速灌注系统，可以不用止血带。

在膝关节镜手术过程中必须保持充胀状态，进入关节内的液体比流出的要多。目前有两种灌注方式，即高速灌注和低速灌注。如果在关节镜手术中使用动力工具，可通过抬高灌注瓶位置，应用压力泵或压力装置来完成。高流速灌注有潜在危险，由于其可使关节内的压力上升超过关节所能承受的水平，因此如果不知道关节内压力最好不使用压力泵。高速灌注还有一个缺点就是使生理盐水通过切口或关节囊破损处进入软组织，引起局部肿胀。盐水袋在关节镜入口上方 1m 处是比较理想的。

皮肤的准备和铺单，任何标准的备皮和铺单都是可接受的，但必须注意：①铺单必须允许在操作时不能使手术巾松脱或未消毒的皮肤暴露；②消毒范围必须包括大腿根部止血带以下至足部，不能在手术过程中被污染。可用塑料皮肤保护膜，避免被生理盐水浸湿。

（三）关节镜手术入路

关节镜术成功的前提条件就是要有精确的入口定位，入口位置不当可引起关节面的磨损，手术器械的断裂及观察视野受限和手术困难等。初学者应在术前做好体表标志，画出髌骨、髌韧带和各个入口的标志，以保证入口位置的准确。

1.前外侧入路（AL）：当诊断性关节镜只允许一个进路时，多数关节镜专家都选择前外侧入路。切口的选择一般选择髌腱外侧1cm，外侧半月板前角的上方（或关节间隙上方1cm）。如果入口太高，则进入股胫关节困难，难以看到半月板后角和其他后关节囊的结构。如果入口太低，可能会穿过半月板前角或甚至穿到半月板底部，造成半月板前角损伤和操作困难。将膝关节屈曲30°，切开皮肤及筋膜层，用锐性套管穿刺针穿刺，进针角度宜选择与矢状面成45°角，与水平面成15°~30°角，进入关节囊有突破感后抽出针芯，有液体流出，换钝性管芯，进入关节内，即为穿刺成功。

在关节内上下及两侧环形转动以探测有无粘连，拔出钝性管芯，将关节镜插入套管内，放水冲洗使视野清晰。入水口最好能接在关节镜的套管上，这样可以冲开关节镜前方的障碍物。应用30°关节镜，当旋转关节镜时可扩大视野范围，看到各个角落。当关节镜转动时，电视摄像头必须保持不变。

2.前内侧入路（AM）：此入路常作为关节镜手术的第二个切口，其准确的位置是由病变决定的。如果病变部位在内侧半月板后方或外侧间隙，进路位置应在内侧半月板上方1cm，尽量靠近髌腱内缘。如果病变部位在内侧隐窝，则切口应位于内侧半月板上，髌腱内缘内侧1cm。如关节镜位于较高的前内侧，可很容易进入后内侧间隙，或者如果有必要，可使关节镜进入外侧间隙达到外侧半月板下方。前内侧入路经常用来观察外侧半月板前角，如有必要可使用70°关节镜，并从外侧入路伸进探针检查。手术过程中前内侧入路常用来放入探针探查，或放置手术器械。

3.髌上外侧入路（SL）：髌上外侧入路用做入水口及动态观察髌股关节，特别是髌骨的运动轨迹。穿刺点可以在髌骨上外方，滑膜囊的任何位置，通常选择股直肌外侧，髌骨外上角上缘1~2cm处。穿刺时应将膝关节伸直，进入关节镜后先观察髌骨关节表面并详细记录。观察股骨滑车和脂肪垫，从这个位置看脂肪垫像一个大的舌状突起。当膝关节屈伸时可观察到内侧滑膜棚架，如果棚架异常应记录。最后关节镜可放入外侧隐窝观察。检查完毕后接入水管口，进水充胀关节。

4.后内侧入路：后内侧入路常用于关节后方有游离体或观察内侧半月板后方及后交叉韧带，有两种方法可以完成定位。一种方法是在股骨髁后内缘和胫骨的后内缘组成的三角形的顶点上，一般位于后内关节线上1cm。另一种方法是在股骨髁的后内缘，确切的位置可通过前方进入关节镜，经过髁间窝，直视后内侧间隙，关节镜的光线可透射到皮肤表面，屈膝90°用穿刺针穿过透光的皮肤处，进入后内侧间隙，当针尖位置确定后，用刀沿针的方向切入。这样可避免损伤隐神经，如有必要可用穿刺套管针沿切口穿入。经套管放入关节镜以使图像更清晰，可见到内侧半月板后角，进入髁间窝的后部可见到后交叉韧带。如有必要，可从前方进入手术器械辅助。

5.后外侧入路：后外侧间隙比后内侧间隙更小，同样有两种方法确定入口位置。一种定位方法是将膝关节屈曲90°，在后关节线上2cm与髂胫束的后缘和股二头肌的前缘的交点上。另一种方法是将关节镜放入后外侧间隙，朝向后外方，屈膝90°，用针向前内侧穿过透光的皮肤。如果流出液体并看到针尖位置合适，即沿针做切口，直达关节囊。这个切口常用于取游离体或复杂的半月板碎片，也可用于检查后外侧间隙。不能经后内侧间隙进入后外侧间隙，反之亦然，除非后交叉韧带和后关节囊破裂。

6.中央入路：中央入路首先由瑞士人于1971年提出并应用，这项技术主要用于改善视野，特别是观察后关节间隙，可使图像清晰。观察后交叉韧带时可换用70°关节镜。将膝关节屈曲90°，穿刺点选择胫骨平台上1cm或髌下1cm，经髌腱正中，先用11号小尖刀纵行切开皮肤皮下0.5cm，并用小刀纵向劈裂髌腱直至穿破关节囊，注意避免髌股关节损伤。经髌腱正中入路可作为三点式手术的辅助切口，可使手术更快速、方便。经髌腱正中入路可很容易观察前交叉韧带，采用经髌腱正中入路行三点式半月板切除，只要应用恰当，没有发现并发症。

其他辅助入路，可根据病情的需要于前内、前外旁及髌骨周围做切口，放入器械。

（四）膝关节镜检查

完整、系统的观察是关节镜诊断正确的保证，按如下顺序进行观察：

髌上囊、髌股关节、内侧间隙、髁间窝、外侧间隙、后外侧间隙、后内侧间隙。此外，内、外侧隐窝必须检查。如果通过前外侧入路检查不完全，可适当选取其他入路助诊。

1.髌上囊：膝关节镜检查从髌上囊开始。将膝关节逐渐伸直，使关节镜放入髌上囊，先观察其顶端，可见到呈紫色的股四头肌附着处与滑膜的移行部；将关节镜轻轻后退，并把30°镜的斜面转向内侧，可见髌上囊内侧皱襞，这个皱襞在不同患者有不同表现。将关节镜再向后退，有些患者可见到内侧棚架，即常说的内侧滑膜皱襞，它所在的平面与髌上囊皱襞垂直。内侧滑膜皱襞的宽度可有变异，有些人缺如，有些人则很宽，占据整个股骨内髁。有些棚架边缘纤维化，可能同时合并滑膜炎，有些穿透后形成索条状。在检查髌上囊时要注意滑膜的表现，仔细记录滑膜绒毛的特征、血供情况、炎症及结晶沉积等。

2.髌股关节：检查完内侧滑膜棚架后，将镜头置于股骨髁滑车上，关节镜轻轻后退，直到髌骨在视野上部出现。可将髌骨左右推动或将关节镜斜面转动，可观察到髌骨关节面的全部，注意髌骨的中央嵴和内、外侧面及股骨髁软骨情况，有无退变乃至缺损，并将病变部位深度详细记录。要观察髌骨有无侧方移位、半脱位和髌股关节面是否平行，关节间隙和内、外侧隐窝有无游离体等。将关节镜沿股骨内髁下滑逐渐并屈曲膝关节成30°角，向下进入内侧间隙。

3.内侧间隙：关节镜进入内侧间隙后，首先观察半月板的游离缘。为了系统检查及准确记录，通常将半月板分为后、中、前三个区域。将膝关节屈曲30°并外翻、外旋，轻轻推入关节镜，即可使其进入股骨内髁和胫骨平台之间并能清晰地看到后角。注意避免过度用力，以免引起关节面的严重磨损和关节镜的损坏。可经前内侧入路伸进探针探查半月板的上、下表面，注意操作时手法要轻柔，双手配合要协调，避免对半月板造成不必要的损伤。如果经前外侧入路不能满意观察半月板后角，可适当变换关节镜的入路，经前内、正中或后内侧入路检查，并可换70°镜以及小口径的关节镜帮助诊断。将关节镜慢慢向后退并转动可观察半月板中央1/3即体部，此后检查半月板前角，可能会受到脂肪垫的干扰，可经前内侧入口用探针将其推开，或用髓核钳将其部分切除。然后观察股骨髁和胫骨平台软骨，用探针探查是否稳定。

股骨和胫骨的关节软骨必须全面系统观察，不能遗漏，软骨的病变可提示对应部位的半月板损伤或游离体卡压等。检查完毕后，将关节镜向上、向外沿股骨髁水平进入髁间窝。

4.髁间窝：髁间窝包括前、后交叉韧带，髌下脂肪垫及内、外侧间隙的通路，有些人有黏膜韧带。检查先从髁间窝顶部开始，有些患者可看到黏膜韧带的起点，并可见其向下止于脂肪垫。有些病例从前外侧入路观察内侧间隙受限是由于黏膜韧带阻碍所致，必要时可以清除。膝关节屈曲45°~90°时观察交叉韧带最清楚，可以从前内侧入路伸进探针试验其张力。前交叉韧带完全断裂急性期的滑膜组织出血是首要的证据，但急性期过后常可见大块的滑膜及结缔组织团块，必须清楚地鉴别。

正常的前交叉韧带通常有很薄的滑膜附着，表面有小毛细血管通过。当有滑膜炎症时，需牵拉开较厚的滑膜以观察下面的交叉韧带。找到前交叉韧带于股骨外髁内面的附着点，因陈旧性的损伤常于股骨附着处撕裂并附着于后交叉韧带上，呈现"空壁征"，提示前交叉韧带损伤。

5.外侧间隙：将关节镜向后慢慢退可进入外侧间隙，常将膝关节置于4字位，即屈髋外展并屈膝，将足放于手术台上。外侧间隙检查与内侧间隙大致相同，外侧半月板全部于视野中，呈O形，仔细观察半月板的后角和体部，前角有时由于入口位置可能观察不清，可更换为前内侧入路观察。同样也可观察、记录股骨外髁和外侧胫骨平台的软骨情况，并注意外侧隐窝有无小的游离体。

6.后内侧间隙：此间隙可通过经髌腱正中入路或后内侧入路观察。必要时可应用70°关节镜，能看到内侧半月板后角附着的边缘、半月板后部沿滑膜反折处、后交叉韧带、股骨髁的后部和后关节囊。游离体和半月板的碎片经常在此处沉积。

7.后外侧间隙：可见到外侧半月板后角、半月板滑膜反折处、腘肌腱、肌裂孔的后边缘，后外侧滑膜和关节囊间的边界及股骨外髁的后关节面。注意检查有无游离体和半月板碎片。

总之，膝关节镜检查应全面、系统，并根据病史及体征做到重点突出，这样可通过病史提供的线索，更容易发现一些隐匿的病变，才能使漏诊率降低。

在对骨性关节炎的患者进行关节镜手术时可能会遇到以下几个问题：①关节间隙狭窄，术时可采用手法加大关节间隙，并注意不要损坏关节镜；②在滑膜绒毛增生，影响视野时，可先用切削器去掉增生的滑膜，保持视野的清晰；③在发生灌流不畅时，可以提高灌流瓶的高度，将进水口放到关节镜上，并保持出水口的通畅。

影响关节镜下膝关节清理术疗效的因素，常见的有：①患者因素：肥胖患者特别是伴有膝内翻者远期疗效较差。这是因为这部分患者的内翻畸形未得到矫正，从而使关节面应力分布不均衡的问题未得到解决；同时关节负荷的增加以及与肥胖有关的导致关节病变的激素或生物介质仍然存在，都是导致患者远期疗效差的重要因素。另外，那些年纪大、病程长、合并有关节畸形、X线改变为中晚期的患者术后疗效差。②手术因素：包括适应证及术中的清理情况。严格掌握手术适应证是提高疗效的重要因素。另一个影响因素就是术中对关节腔的清理程度。术中清理越彻底，疗效相对较差，呈现出一种清理的彻底性与疗效呈反向变化的关系。这可能是因为骨性关节炎的病理基础是关节软骨的退行性改变和滑膜慢性增生性炎症，是累及骨、软骨、滑膜及关节周围结构的疾病；而滑膜的过分清理，将会影响关节内滑液的正常分泌而导致疗效相对较差。③术后因素：膝关节手术后的康复治疗也是提高疗效的重要因素，术后加强股四头肌和膝关节的功能锻炼是非常重要的环节，但也要注意应在医师的指导下进行锻炼，因为锻炼的强度应根据患者的具体情况而定，以避免因早期过度、过强、过早的锻炼而影响关节功能恢复。

四、膝关节镜的并发症

和任何外科手术一样，膝关节镜也存在并发症。1986年AANA的395 566例关节镜统计结果显示，严重并发症的发生率是0.6%，包括感染、腘动脉损伤、下肢静脉栓塞和麻醉意外等。

1.麻醉：膝关节镜最常用的麻醉是硬膜外麻醉或者腰麻。如果麻醉效果不好，则需要加用局麻或改为全麻。全身麻醉最主要的并发症是呼吸道梗阻；硬膜外麻醉最常见的并发症是血压异常；局麻常易出现的问题是麻药过量中毒；老年人常易出现的麻醉问题是心律失常。因此，即使关节镜手术时间可能很短，也要在麻醉设备齐全的手术室进行，确保安全。

2.诊断失误：文献指出，关节镜的诊断正确率高于物理检查和关节造影，但也不能因此完全用关节镜代替必要的临床检查，包括体格检查、X线平片和必要时的 MRI 检查。常规的术前检查是必需的，术前诊断要有倾向，必须明确是否有关节外病变和累及骨质的病变。

3.韧带损伤：在关节镜手术时，为了扩大关节间隙，常需助手做内外翻动作，如用力过大，可发生侧副韧带损伤。

4.止血带麻痹：一般诊断性关节镜不需要止血带加压，但做支持带松解、滑膜切除及韧带重建时，常需使用止血带。止血带使用时间，一次不能超过 90 分钟。

5.器械破损：每一位有相当关节镜手术例数的医生都可能遇到过这种情况。避免发生器械破损的关键是操作不要用蛮力。在使用手术剪和切钳时，如组织较硬韧，操作一定要轻柔，防止发生器械破损。如视野突然变暗，除了光源出问题外，要想到关节镜是否被损坏。如有器械碎片遗留在关节腔内，要立即停止手术，先将碎片取出，必要时需用 C 臂 X 线机进行定位。碎片在视野内时，要减慢灌注，先要稳定情绪，夹住碎片，再行取出；当碎片在视野外时，要按顺序重新检查整个关节腔寻找碎片；如镜下找不到，透视定位后再在镜下找；不要轻易切开关节。

6.关节软骨面损伤：每一次关节镜检查或手术都有可能造成关节软骨面的损伤。特别是在做半月板后角的手术操作时，如果关节间隙狭窄，进镜位置偏高，则易于损伤股骨髁软骨面。对于初学者来说，最易发生的错误是将穿破器刺入关节时用力过猛，造成股骨滑车软骨面的损伤。

7.关节血肿：这是髌骨外侧支持带松解术常见的并发症，文献报道发生率为 5%~42%。在用钩形刀划开髌骨外侧支持带时，膝外侧动脉髌上支易被切断，这是造成关节血肿的原因。用 Ho-YAG 激光手术刀做外侧松解时可将血管烧结，从而避免这种并发症的发生。

8.血栓性静脉炎：血栓性静脉炎并不是常见的并发症，但膝关节手术后有发生这种并发症的潜在危险性，老年、肥胖和使用止血带会使这种危险性增加。

9.动脉损伤：常规关节镜检查和手术不会发生腘动脉损伤。当做膝后关节腔手术和在韧带重建手术导针定位时，偶可发生此并发症。在做膝后外和后内入口时，穿破器方向要偏向前方。正确的操作可以避免此并发症。如在术中怀疑有腘动脉损伤，要立即终止原手术，体位改为俯卧，切开腘窝，暴露出腘动脉进行修复。

10.感染：关节镜手术发生感染的机会是很低的，在过去造成关节镜手术感染的常见原因是半月板缝合术后将线结打在皮外，现已不用此法。

第三节 保留关节的膝关节骨关节炎的外科治疗

关节置换术的最佳适应证是晚期退变性关节炎。而那些保留关节面、减轻疼痛、提高功能、延缓骨关节炎进展的手术，有明显的优点。保留关节的骨关节炎的外科治疗方法包括：截骨术，肌肉松解术，关节清理术，软骨下骨切除术，钻孔术，自体或异体骨膜、软骨膜、骨移植术。尽管缺乏对照或随机性研究，随访时间较短，评价方法不一，并且多数是回顾性研究而不是前瞻性试验，但是通过对它们的评价，我们能够进一步增进对骨关节炎手术治疗的认识。

胫骨上端高位截骨术用于骨关节炎的手术治疗。

膝关节骨关节炎常可伴有膝内翻或膝外翻畸形，并产生关节内的持重应力分布的改变。在膝关节内翻时，应力集中在膝关节的内侧部分，并使发生在膝内侧的退行性改变进展加速。相反，如膝关节畸形呈外翻位，则这些变化均发生在膝关节的外侧部分。截骨的主要目的是通过矫正膝关节轴线和增加关节的稳定性以改善膝关节功能。1958 年 Jackson 首先提出胫骨上端截骨术（upper tibial osteotomy）和股骨髁上截骨术治疗伴有内外翻畸形的膝关节骨关节炎，使疼痛得以缓解。1961 年 Jackson 和 Waugh 报道了采用胫骨结节下截骨术治疗膝关节骨关节炎，所做的 10 例患者均使疼痛缓解。1962 年 Wardle 报道了胫骨结节以下 10cm 截骨的 17 例患者，除 3 例外均得到疼痛缓解。1963 年 Jacksont 和 Waugh 提出胫骨结节以上水平截骨，即胫骨高位截骨（hightibialosteotomy），并称之为安全、有效的治疗措施。

胫骨高位截骨有下述优点：①截骨矫正近膝关节畸形部位；②经松质骨截骨，血运丰富，骨愈合快，很少出现延迟愈合或不愈合；③截骨面用 U 形钉固定使骨端牢固接触，起到持续加压作用，手术操作简单，术后外固定少，制动时间较短，可早期行膝关节功能锻炼；④股四头肌和腘绳肌的收缩可在截骨面间产生压力，有利于骨端愈合；⑤可调整侧副韧带的紧张度，有利于关节的稳定；⑥必要时可在胫骨截骨同时行关节内探查或髌骨结节前移术。

影响截骨术效果的因素很多，术前应对临床、放射学及生物力学等进行多方面综合评价，尤其注意以下几点：

1.选择患者：应考虑到年龄、体重及活动量等因素。Coventry 等认为宜选年龄<65 岁者，超过 70 岁者可列入相对禁忌证，但亦可因各人的具体情况不同而异。Kettelkamp 认为对体重超过 90kg 者术前应予减肥，因此类患者可由于脂质代谢减慢而出现下肢静脉炎、肺栓塞和钉道感染，手术野深在而增添操作的困难，亦不利于术后进行康复锻炼。Coventry 建议病例宜选日常生活中活动量较大者，术后能够拄拐，且具有足够的肌力进行关节活动和康复锻炼。术前医师还应向患者阐明肌力锻炼的重要性，并开始指导患者进行股四头肌等功能锻炼，为术后的康复治疗奠定基础。

2.Coventry 的经验表明，冠状面上膝关节内翻畸形的角度愈大，截骨术后的效果愈差。Kettelkamp 认为膝内翻畸形<15°或外翻畸形>10°时适于胫骨高位截骨术，否则，对前者宜考虑人工全膝关节置换术，而后者宜选用股骨髁上截骨术。

3.通过负重下（站立体）摄 X 线片显示单侧关节间隙为主的退行性变征象，相应部位出现膝内、外翻畸形，而对侧的关节间隙表现为相对的"正常"，此时选用胫骨高位截骨术较为理想。膝内翻畸形伴有外侧间隙疼痛者，X 线片亦可显示外侧正常，而此时若行关节镜或骨扫描检查可发现其外侧亦存在关节的退行性改变，应注意掌握手术指征。

4.术前选择病例时必须考虑膝关节的稳定性因素，凡术前严重功能性不稳定（包括侧副韧带及后交叉韧带等因素）者，行胫骨高位截骨术后关节功能均未能得以改善。Kettelkamp 强调后关节囊及后交叉韧带的作用，并提出严重膝内翻可造成前外侧韧带明显松弛，后者以选股骨髁上截骨为佳。他还建议术前拍摄单下在内或外翻应力作用下肢负重位关节 X 线片，通过内、外间隙的 X 线征象间接判断膝关节的侧方稳定。严重功能性不稳定亦可出现髌骨脱位或半脱位，应事先予以矫正再考虑行胫骨高位截骨术。Mynert 随诊发现术后疗效与术前膝关节的稳定性无关，有些患者最大侧向活动 12.5°，但术后效果满意。术后关节不稳定的增加与手术有明显关系，关节不稳定的增加超过 5°则效果很差，因此他同意 Coventry 的观点，术中应紧缩关节的侧方结构。

5.术前应检查膝关节的活动度，大多数学者均强调拟行胫骨高位截骨术者膝关节屈伸活动范围应>90°；Devas 认为至少应>75°，膝过伸不应>5°，固定畸形不应>20°。屈曲畸形的矫正术不宜与胫骨高位截骨术同时进行，应先用石膏管形或通过手术矫正，否则可选用人工全膝关节置换术同时矫正两个方向的畸形。

6.胫骨平台严重的骨丢失造成的单侧胫骨髁的骨质疏松，将妨碍截骨术后关节应力在双侧胫骨平台的均衡分布，并形成关节功能不稳定的"摇晃作用"（teeter effect）。一般通过膝关节前后位 X 线片可估计骨丢失程度。

7.截骨术前应了解关节内病变情况，确定是否除骨关节炎外还有其他病变，如游离体及半月板撕裂等。如果检查后肯定有上述病变，应选择合适的方法进行处理；如果检查后尚不能肯定，则宜先行截骨。Fujisawa 报道了 126 例在胫骨近端高位截骨术前及术后 4 个月至 6 年用关节镜进行随诊的总结。国内一项研究系统观察了胫股关节、髌股关节软骨及半月板的变化，证实在截骨后 6~12 个月剥脱的关节软骨面开始为纤维组织覆盖；12~18 个月关节软骨缺损区明显缩小，而纤维组织增厚；2 年后软骨面可达完全修复，撕裂的半月板亦重新修复。手术相关解剖见下图（图 1，图 2）。

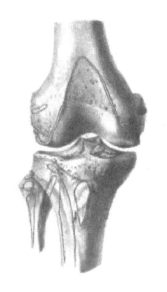 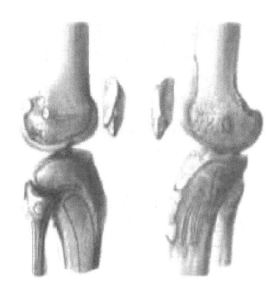

图1　股骨远端和胫股骨近端（右，前面）　　图2　股骨远端和胫股骨近端（右，内外面）

适应证

胫骨上端高位截骨术适用于：

1.膝关节骨关节炎患者，因膝关节疼痛及功能障碍影响工作和生活，且非手术治疗无效者。

2.骨关节炎在X线片上显示以单髁病变为主，而且与内、外翻畸形相符合。

3.手术后患者能够使用拐杖，术后有足够的肌力进行康复锻炼。

4.膝关节屈伸活动范围>90°。

5.患侧血管正常，没有严重的动脉缺血或大静脉曲张。

禁忌证

1.由于软骨下骨丢失，使单侧胫骨平台凹陷超过10mm者。

2.膝关节屈曲挛缩畸形>20°者，屈曲受限超过90°者。

3.神经营养不良性关节、感染性关节、类风湿关节炎、骨缺血坏死、创伤后关节炎伴膝关节内、外畸形者，均不宜选用高位截骨。

4.内翻畸形>12°或外翻畸形超过15°者。

5.双侧关节间室被波及者。

6.患侧的髋、踝及足部关节的功能与截骨后进行膝关节康复锻炼相关，同侧髋关节畸形和活动受限并非是截骨的禁忌证，但应选行手术矫正髋关节至功能位，再行截骨矫正膝关节畸形。

术前准备

1.认真检查膝关节，确定关节的活动范围、畸形程度，并检查关节内、外侧固定装置及前后交叉韧带，以确定有无关节不稳。拍摄单下肢负重位内、外翻应力下 X 线片，判断膝关节的侧方稳定性。

2.如果患者有严重的关节积液，应行关节穿刺检查，以排除关节内感染等其他病变。

3.行关节造影，以了解各关节间室的情况，以及关节面是否光滑完整，有无关节内游离体。

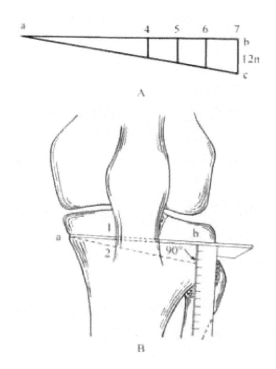

图 3　截骨角的测量

A.术前设计：∠a 为截骨矫正度，$\overline{ab}$ 为胫骨的宽度，距离角顶的 4、5、6、7cm 处分别做标记；$\overline{bc}$ 为楔形基底边长。当 $\overline{ab}$ 为 7cm 时，$\overline{bc}$ 为 12mm。B.术中应用：$\overline{ab}$ 为第 1 道截骨线，置入金属尺板，根据术前测 bc 长度标记 c 点，做第 2 道截骨线 $\overline{ac}$

4.拍摄单下肢负重位下肢力线片，画出下肢力线，测量畸形角度。为测量准确，应注意拍片长度要足够，避免肢体旋转。同时应该记录有无膝关节半脱位，并拍股骨髁和髌骨切线位片。

5.测量截骨角：Coventry 用 Boucher 等所设计的方法来计算截除楔形骨的大小。在楔形基底部，每 1mm 长大概可矫正 1°，如矫正 20°=楔形基底长 20mm。也可应用 Slocum 等方法来准确测量切骨基底的宽度，在术前用一个三角形进行测量（图 3）。

硬脊膜外阻滞麻醉或全身麻醉。患者取仰卧位，膝关节保持在屈曲 90°位，以使膝关节后方的腘动、静脉和腓总神经和大腿的髂胫束等结构处于松弛状态，避免术中损伤。大腿部缚止血带。

1.切口：行胫骨高位外翻截骨，应截除部分腓骨，按截除腓骨部位与方式不同可选用两种切口：①弧形外侧切口。远端起始于腓骨小头稍下方，向近端延伸经过膝关节的外侧中点达到股骨外侧髁，通过这一个切口可同时完成截除腓骨小头和胫骨外翻截骨（图 4）。②由两个切口组成。为行腓骨截骨，在腓骨中段由腓骨小头至外踝的连线上做一长 3cm 的直切口；为行胫骨高位截骨，可在胫骨结节下方 2cm 开始，沿胫骨嵴前缘向近侧延伸，再沿胫骨外髁斜线向近外侧走行，达膝关节间隙水平（图 5）。

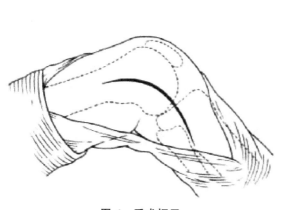

图 4　手术切口

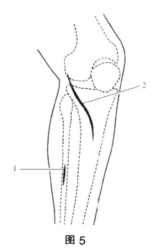

图 5
1.腓骨切口，2.胫骨切口

2.腓骨的处理：经图 4 切口显露腓骨头、髂胫束、腓侧副韧带和股二头肌腱，分离保护腓总神经，把腓侧副韧带和股二头肌从腓骨头切断，并向近侧牵开。在前面将两者形成之 Y 形联合腱的远端掀向上方，再分离髂胫束的后方 2.5cm 部分，可横行切开，以暴露胫骨外髁和膝关节（图 6）。结扎膝外下动脉和静脉。在腓骨头颈交界处可横行截断腓骨头（图 7）。另一种做法是只切除腓骨头和颈的内侧部分，这样侧副韧带和股二头肌的附着点可被保留，省去术后重建附着点的步骤。所保留下的腓骨近端外侧骨片在胫骨完成截骨并闭合断端时，可使其与胫骨相帖服。经图 5 切口显露腓骨时，在腓骨外侧于腓骨短肌与伸趾长肌间进入即可显露腓骨，并将其斜行截除 1cm。

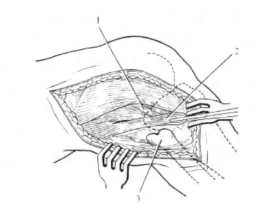

图 6
1.腓侧韧带，2.股二头肌腱，.腓骨头

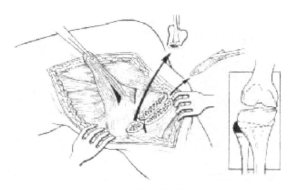

图 7　横断腓骨头

3.胫骨的处理：胫骨高位截骨应在胫骨结节近侧进行。先切开胫骨近端至髌韧带止点之间的骨膜，以锐性骨膜剥离器从外侧剥离至前方中线。再以钝头剥离器将外方骨膜剥离至中线，用 Hohman 牵开器分别于胫骨的前、后方骨膜下插入并牵开，以保证有足够的手术野。用电锯截骨时可指示深度和起到保护作用，同时可使全部腘部结构和腓总神经置于牵开器以外。

胫骨截骨应强调在直视下进行，并要有 X 线监护。可先在胫骨髁处插入 1 根克氏针作为标志，经 X 线检查后确定其近端截骨线应距离胫骨平台以远 2cm 并平行于关节面。远端截骨线的位置或楔形截骨的底边距离取决于术前的精确计算和术中的观察测量，是术中重要步骤，应特别注意。做胫骨楔形截骨时，可先切断前、后侧皮质，保留部分内侧皮质。截骨面要求整齐，以便对合。胫骨后侧皮质如有部分未能切除时，可用尖嘴咬骨钳咬除。所保留的内侧皮质用锐骨刀徐徐截断，使之成为青枝骨折，然后胫骨远近端对合（图 8）。也可以用克氏针在内侧皮质钻通 3~4 个孔，伸直膝关节，闭合截骨端，使骨端紧密对合。

4.胫骨的内固定：胫骨的内固定方法很多，可根据术者的经验加以选择。常用的有：

（1）U 形钉固定：在胫骨的前面和侧面，用 1~2 个 U 形钉从外侧向内侧固定截骨断端（图 9）。

（2）张力带固定：在胫骨髁的外侧面于关节线下方约 1cm 处插入 1 根克氏针，该针由外向内呈斜行，经截骨线穿过截骨远端胫骨，以克氏针尖刚露出胫骨内侧骨皮质为宜。穿行中应保持克氏针与胫骨轴线呈 45°。同法穿第 2 根克氏针，并使其与第 1 根针平行。在胫骨外侧面的骨皮质于胫骨结节以下 2cm 处平行钻开两个骨孔，用 1mm 粗的钢丝从中穿过，紧贴着胫骨外面做"8"字形交叉，再绕过胫骨髁上的克氏针根部拧紧钢丝。胫骨髁部露出的克氏钢针自根部弯成一弧形，剪去多余的长度，并使有弧度部分朝向皮下（图 10）。

（3）L 形钢板或加压钢板固定，以及外加压固定架等。

选用内固定应以方法简便、固定牢靠，有适当的加压作用，能促进骨折的愈合及术后早期活动为原则。

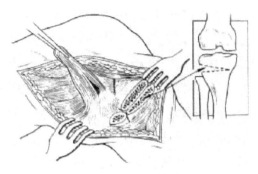

图 8　胫骨近端截骨

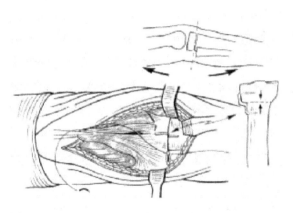

图 9　胫骨近端闭合

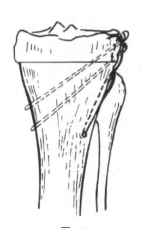

图 10

5.缝合切口：缝合切口前应放开止血带，彻底止血。选用图 5 切口时，在腓骨近端钻 2 个骨孔，把股二头肌腱和腓侧副韧带附丽点，于生理张力下用羊肠线通过骨孔固定在腓骨上。Y 形联合腱前部可与髂胫束缝合，后部及远端可与腓骨肌及胫前肌腱膜分别缝合固定。置负压吸引管，缝合髂胫束，分层缝合皮下组织和皮肤，加压包扎。选用图 5 切口时，则胫骨截骨处做分层缝合，腓骨断端应尽量对合，再分层缝合切口。伤口内应置负压吸引管。

术中注意要点

1.术中要注意保护腓总神经，最好将腓总神经首先分离出用橡皮条加以保护。截骨时应将膝关节置于屈曲 90°位，特别是在凿除后侧皮质时应用牵开器将腘动、静脉向后拉开，防止损伤。截骨须在直视下进行，可分次取出楔形骨块。

2.为防止胫骨关节面的碎裂，近侧截骨线设计要准确，操作要轻柔。如果胫骨内侧塌陷，则近端截骨线斜向内下方，以增加近侧端骨的体积。

3.缝合切口前应修复膝关节外侧副韧带。股二头肌腱和外侧副韧带在腓骨上固定，应保持一定的张力，防止发生膝关节不稳定。

术后处理

1.术后用长腿石膏托固定 4~6 周，X 线片显示截骨愈合后，去掉石膏开始进行康复锻炼。如果内固定牢固，则可允许患者早期开始关节功能练习或采用关节被动练习器辅助练习。

2.术后第 1 天即可允许患者扶拐行走，并开始股四头肌功能练习。

3.应用抗生素预防感染。

4.负压吸引应每日计量，术后 24~48 小时或每日引流量<50mL 时可拔除引流管。

并发症

1.畸形矫正不足、过度或复发：Coventry 报道单侧间室骨关节炎伴内翻畸形的患者施行胫骨上端高位截骨术后，最常见的并发症是畸形的复发，导致关节再度疼痛。其原因可能是：①术前 X 线测量不够精确，术中截骨时产生误差；②固定不牢，包括内固定物安放位置不当、不够坚强或石膏外固定维持不良等；③负重过早，使骨端愈合的过程中截骨角度逐渐改变。Kettelkamp 认为，认真进行术前设计十分重要，术后应早期拍片，若发现矫正不当可再手术，亦可用石膏矫形。如果在手术时外翻截骨过度矫正 5°~7°、内翻截骨过度矫正 0°~3°，则效果满意。

2.神经血管损伤：腓总神经位置表浅，紧贴腓骨颈走行，在显露和切除腓骨上端时或术后石膏、绷带束缚过紧均易将其损伤。血管损伤少见，多发生在使用钢针、钢板螺钉行内固定或做软组织广泛剥离时，如损伤胫前动脉，可造成前筋膜间室综合征。偶有报道损伤腘动脉者，如果术中屈曲膝关节，使腘部血管处于松弛状态，则可避免损伤。

3.胫骨近端骨折：可发生于胫骨平台、髁间嵴及内侧骨皮质。原因为：①近端截骨线过高、倾斜角度过大而进入胫骨平台或髁间嵴；②胫骨内侧骨皮质截骨不完全，在闭合楔形时造成内侧皮质的纵向劈裂。胫骨近端骨折是一种严重的并发症，直接影响手术效果，故一经发现应立即处理，力争达到解剖复位。

4.80%膝内翻、70%膝外翻的患者，经截骨术治疗可以获得满意的效果。但术后膝关节功能的恢复需一定时间，故手术疗效应在手术1年后评定。10年后随诊，疼痛减轻和功能恢复者超过60%。手术疗效不佳的主要原因是手术中畸形纠正不足或矫正过度。

5.再手术：Rudanz对膝关节外翻截骨术者，经3~15年随诊再手术率为10.9%，包括再次截骨矫形、人工膝关节置换术、关节清理术等。

6.膝关节粘连：Macintosh曾报道在胫骨近端高位截骨术的同时行膝关节清理术，随诊13年的满意率达82%。但Coventry认为两种手术同时进行易合并膝关节粘连，甚至感染，故主张应单独进行。

7.其他并发症有术后下肢静脉血栓形成、肺栓塞及筋膜间室综合征，少数患者可以出现切口感染和骨折不愈合。

第四节　人工膝关节假体置换治疗

对于严重及晚期的膝关节骨关节炎治疗，最彻底的治疗莫过于人工关节置换术，因其能最大限度地解除关节疼痛，恢复关节功能，明显提高患者的生活质量，因而其已成为国内外普遍采用且行之有效的方法。

通常人们会对人工关节置换术产生畏惧心理，误认为人工关节置换会将关节全部切除，装上不锈钢关节，术后肢体如同机器人一般，生硬而不自然。其实，人工关节置换术只是将已磨损破坏的关节面切除，如同装牙套一般，植入人工关节，使其恢复正常平滑的关节面。它不仅能解除关节疼痛，而且可以最大限度地恢复关节功能，使过去只能依赖拐杖行走的患者几乎能够像正常人一样行走，大大改善生活质量，使一些晚期关节严重破坏或长期卧床患者通过手术重新获得站立和行走的能力。

一、发展史

由于新材料的出现、假体设计的改进、外科技术和麻醉方法的发展，人工膝关节在更多疾病及更大年龄范围中得到推广应用，而且并发症相对减少。术后主要并发症如感染和假体松动的发生率为 1%~3%，故接受此项手术者日益增多。人工膝关节置换术作为一项成熟的治疗方法，已被许许多多的医生所接受。人工膝关节经历了一个较长时期的发展过程。

l938~1940 年，受 Smith-Petersen 金属杯髋关节成形术的启发，金属股骨髁假体开展应用在膝关节成形术。由于疗效较差，这种手术未能推广。由 Walldius 于 1951 年设计并最早用于临床的限制型膝假体，假体材料为丙烯酸酯，只能做单轴运动。以后的科学家对此进行了不断改进。20 世纪60 年代起，几乎所有的完全限制型假体均改用骨水泥固定。完全限制型假体松动率高，临床效果差，术后感染率高，假体易松动下沉。综合文献报道，铰链式假体失败率为 20%~30%。总结临床使用经验，Young（1971）等认为 Walldius 铰链式膝假体的使用寿命常最长不超过 10 年。尽管那时人们就已意识到这些问题，但在当时条件下，铰链假体仍然是人工膝关节置换术的主要选择。1958 年，Maclntosh 提出了另一种形式的半膝关节置换术，即只置换病变胫骨平台，却获得了相当的成功。起初假体材料选用丙烯酸，后改为金属，采用紧压配合方式固定。这种假体尽管在矫正畸形、恢复关节功能方面效果欠佳，但能缓解疼痛，同时最大限度地减少了术中的骨质切除。该假体至今仍有应用，特别是类风湿关节炎的治疗，获得了较为满意的早期效果。进入 70 年代，随着许多相关学科的飞速发展，人工膝关节置换术迎来了发展的黄金时期。在这一阶段，无论假体设计、手术器械更新与技术提高，还是手术适应证、治疗效果等方面都有了明显的进步。

假体研究重心从单纯铰链式更多地转移到了半限制型和非限制型假体。

（一）半限制型膝假体

20 世纪五六十年代设计的铰链式假体绝大部分为单轴铰链型，术后失败率高，易出现感染、假体松动断裂、骨折等并发症。导致失败的主要原因是由于这些假体只允许膝关节在单一平面上的活动，因而不符合正常膝关节的生物力学，会导致假体—骨水泥—骨组织界面应力异常集中，产生大量磨损碎屑，致假体松动。而且一旦手术失败，无法施行补救性的再置换术。虽然这些假体目前已不再使用，但是 70 年代在大力研制非铰链式假体同时，对铰链式假体也作了一些设计上的改进，在维持铰链式假体良好的内在稳定性基础上，抛弃了单轴铰链结构，改用连接式结构，使得假体具有一定范围内的多平面活动能力，这样临床效果有所改善，但总体效果仍远不及非限制型假体。

（二）非限制型假体

20 世纪 70 年代以后，非限制型假体的研制有了许多重大突破。

1.首先是英国 Gunston 于 1969 年成功地研制了多中心型膝假体，第一次将膝关节功能解剖和生物力学原理应用于假体设计，这也是第一个采用金属—高分子聚乙烯材料组合的膝关节，用骨水泥固定，具有划时代的意义。Gunston 本人被公认为现代人工膝假体之创始人。

2.1973 年，英国 Freeman 在总结前人工作的基础上，提出了人工膝关节假体的几个设计原则。主要包括：①便于今后翻修。②为减少松动，假体应设计成非限制型或半限制型，以减少扭转、侧方应力集中传递到假体——骨组织交界面，最大限度地增加承力部分的假体与骨组织接触面积；③采用金属—聚乙烯低摩擦界面，降低假体磨损。增加接触面积，减少单位面积上的负荷。④减少髓内长柄和骨水泥的使用，避免形成死腔，预防感染。⑤标准的假体置入技术。⑥假体设计要求有 5°超伸和至少 90°的屈曲活动范围。⑦能提供一定范围的旋转。⑧限制膝关节各个方向的过度活动应依靠关节周围软组织，特别是内外侧副韧带。这些观点成为目前膝假体设计的理论依据。

3.全髁型（TCP）、ICLH 型及 Townley 等解剖型膝假体成功用于临床。非限制型假体的基本结构逐步趋于一致：①出现股骨髁假体前翼，其表面设有浅槽，与髌骨共为关节，防止髌脱位，减轻髌关节疼痛；②平台中央隆起，类似髁间棘结构，增加关节侧方稳定性；③加胫骨平台与骨组织接触，减轻平台下沉；④胫骨平台适当后倾，增加关节活动范围；⑤聚乙烯平台下方附加金属底托，使应力均匀分布，并减少聚乙烯蠕变、磨损；⑥平台设有髓内固定柄，减少松动发生；⑦置换髌股关节。

4.手术器械得到改进，开始出现各型膝假体的专用配套器械，以保证假体的正确安置。

5.各型膝假体的使用范围大致明确。

限制型假体仅用于再次膝关节置换术或有严重骨缺损、软组织不稳的患者。非限制型假体用于除此之外的大部分病例。

（三）为降低聚乙烯磨损的模拟半月板功能的膝关节假体

假体设计必须尽可能地符合膝关节的生物力学要求，才能避免术后常见的假体松动、磨损、断裂等并发症。因此在考虑人工膝假体设计时，既要做到最小限度地切除骨质，保持膝关节固有的滑动、滚动运动方式及一定的稳定性，最好又能保持半月板样的功能，这样进一步稳定了膝关节，更重要的是能有效地扩大胫股接触面积，减轻压力负荷，从而也使假体的磨损机会大大降低，假体松动、断裂的概率也随之降低少。

带半月板型人工全膝假体就是基于这一设计思想的结果。1977年，英国牛津的Goodfellow和O'Connor设计了仿半月板功能的Oxford膝关节假体，并于1986年进一步改良、完善，推出旋转滑动型膝假体（RTK，英国科灵公司生产）。同年，美国DePuy公司生产的低接触应力膝假体（LCS假体）也采用了类似的设计原理。这些假体更符合膝关节运动生物力学，从理论上说，应获得很好的术后疗效，近、中期临床效果也证实这一点。Buechel对208例应用LCS膝关节假体病例术后随访2~7年，优良率为91.8%。Polyzoides对345例（443个膝）术后平均随访6年，临床满意率也在95%以上。

1.旋转滑动型膝假体：①股骨髁假体由钴铬合金制成，髁弧度半径有4种规格，通过半月板结构可与任何规格的胫骨假体相匹配。②胫骨平台金属托也由钴铬合金制成，金属托正中前、后方各有一向上的柱状突起，可限制半月板载体的前、后向移位。胫骨假体后缘正中有一凹陷，可保留后交叉韧带。髓腔柄与胫骨平台呈向后10°的倾斜。③聚乙烯垫结构：是该假体最大的与众不同之处，其设计模拟半月板功能，也是其更符合生物力学要求的特点。该聚乙烯垫底面平整光滑，与胫骨假体金属托接触。上方关节面形态与股骨髁一致。受金属托表面前后两个突起的限制，聚乙烯垫可前后移动9mm，屈膝90°时，还可有37°的旋转活动。

2.低接触应力膝假体（LCS）：其聚乙烯衬垫是可以前后活动的，模拟部分半月板功能。结构设计上与旋转膝假体有部分相似之处，可有多种组合方式。聚乙烯半月板与金属底托靠鸿尾榫结构相连，交叉韧带平台附着部可限制聚乙烯半月板的后脱位，膝侧方支持带、髌韧带防止其前脱位。无论是初次膝关节置换，还是膝关节翻修术，医生都会面临这样一个问题，即如何选择合适的假体。使用标准型膝关节假体有时很难完全满足临床需要。20世纪80年代末出现的组合式膝假体，使得手术医生能像机械师一样，根据术中患者实际情况，按需组装膝关节假体，假体选择的余地大为增加。

二、人工膝关节置换术现状

目前，人工全膝关节置换术已成为临床常用的手术，10年以上的临床优良率在90%以上。每年有大量的患者接受人工全膝关节置换术，据估计仅美国和欧洲目前全年膝关节置换例数就有20万~30万例。降低假体翻修率、处理再次手术问题已经十分突出。另外，如何防止假体远期松动、磨损及提高膝关节置换术后的生存率是目前亟需解决的主要问题。假体材料的细微组成和加工工艺上有所改进。假体所用的金属材料主要有钴合金（Co-Cr-Mo）和钛合金（Ti6A14V）。钴合金和超高分子聚乙烯组成的假体仍然是膝关节假体的"金标准"。除了假体的设计和制造，人们越来越深刻地认识到手术技术和假体安装的精确程度是关系关节置换效果优劣的重要因素。

20世纪70年代末人们开始研究假体手术定位器械。绝大多数情况下目前的定位器械能够保证术中假体的正确安置，但是手术医生也绝不能完全依赖定位器械，因为器械的正确应用本身也是一门技术。对手术定位器械的研制仍在进行中。目前，对膝关节置换术是否保留后交叉韧带仍有争议。随着置换病例数的增多，与髌骨相关的并发症日益突出，几乎占全膝关节置换术后并发症的50%左右。因此，这方面的研究也在进行中。

我国人工膝关节置换术起步较晚，20世纪80年代开始仿制TCP型假体，并有少量的临床报告。1990年，北京医科大学人民医院对国人膝关节的几何形态进行了研究。在此基础上，又与北京京航生物医学工程研究所合作，根据国人膝的正常解剖数据，设计、开发了骨水泥固定的解剖型膝假体。自 1992 年 6 月首次临床应用以来，已取得了较好的近、中期疗效。最近，国产假体配套器械开发工作也有了较大程度的改进和完善。

三、术前评估

1.手术适应证：手术适应证选择是否正确，是影响临床效果的首要因素。人工全膝关节置换术主要用于严重的关节疼痛、不稳、畸形，日常生活活动严重障碍，经过保守治疗无效或效果不显著的病例。包括：

（1）膝关节各种炎症性关节炎，如类风湿性关节炎、骨性关节炎、血友病性关节炎、Charcot 关节炎等；

（2）少数创伤性关节炎；

（3）胫骨高位截骨术失败后的骨性关节炎；

（4）少数老年人的髌股关节炎；

（5）静息的感染性关节炎（包括结核）；

（6）少数原发性或继发性软骨坏死性疾病。

必须强调的是，人工全膝关节置换术并非是一种十全十美的手术方式，虽然大多数患者疗效满意，但必须注意适应证的选择，否则肯定会影响疗效，有其他手术适应证的病例应尽可能避免行人工全膝关节置换术。虽然老年人并发症较多，但对高龄老年患者的严重膝关节骨性关节炎，人工全膝关节置换术是比较理想的治疗方案。

2.手术禁忌证：全身和局部关节的任何活动性感染应视为膝关节置换的绝对禁忌证。在下列情况时，也应禁忌行人工全膝关节置换术：

①关节周围肌肉瘫痪；

②膝关节已长期融合于功能位，没有疼痛和畸形等症状。

相对禁忌证包括年纪轻、术后活动多、肥胖、手术耐受力差等，这些因素在术前均需仔细考虑。此外，患者的合作态度也是影响疗效的一个重要因素，如患者精神不正常、对人工关节不理解等，将会严重影响手术效果。严重屈膝挛缩畸形（大于 60°）、严重骨质疏松、关节不稳、严重肌力减退、纤维性或骨性融合，并不是手术绝对禁忌证。

3.影响手术效果的因素：手术成功与否有赖于五方面的因素：①手术

适应证的选择；②假体设计；③假体材料；④手术技术；⑤术后康复。前面已经提到，目前临床上使用的假体大同小异，近年在假体设计上也没有特殊的重大进展，只要手术技术过关，使用任何一种假体都可望取得良好的疗效。人工全膝关节置换术对手术技术的要求很高，只要有5°的误差就能明显影响手术效果，10°的误差产生的效果可能已经是毁灭性的了。另外，在软组织平衡方面，人工全膝关节置换术的要求要高得多。

四、术前临床及 X 线评估

人工膝关节置换术是较大的关节重建手术，对患者术前评估详尽、正确与否将直接影响手术过程及术后功能恢复。与其他手术比较，术前除常规进行患者心理、手术耐受力评定外，手术难度的评估是必不可少的一个重要环节。

接受人工膝关节置换患者因原发疾病、病期和既往治疗等因素差异，临床表现不尽相似，如膝关节严重屈曲挛缩、半脱位、高度骨质疏松、骨质缺损、关节强直和肌肉萎缩等，均给手术带来很大的困难。术前临床医生必须对此有充分的思想准备和技术准备，才能保证手术的顺利完成，防止各种并发症，达到让患者早日康复的目的。

评估人工膝关节置换术难易因素主要包括下列几个方面：

1.手术顺序选择：骨性关节炎患者很少出现下肢其他关节同时受累情况。对于严重类风湿和强直性脊柱炎患者，手术前必须对双下肢，如髋、膝、踝及双足的功能及结构破坏情况，其他关节有否畸形，力线是否正确等做出评估。决定膝关节置换术前必须对下肢的其他关节进行评估，对那些严重下肢力线不正常而又不能在膝关节置换的同时进行矫正的畸形，应先行手术矫正。

2.膝关节活动范围：无论是屈曲受限，还是屈膝挛缩，都会不同程度妨碍手术操作。膝关节屈曲受限将影响膝手术视野暴露，定位器械不能正确安置，胫骨平台、股骨后髁切割，膝关节囊后方骨赘清除变得十分困难。轻度屈膝挛缩（小于30°）十分常见，对手术操作的影响较小。严重屈膝挛缩多见于类风湿关节炎患者，尤其那些长期不能行走、卧床或依靠轮椅者，其膝关节固定性屈曲挛缩多在90°以上，常同时伴膝内、外翻或旋转畸形，或因前后交叉韧带的破坏而导致的胫骨平台向后移位或半脱位。由于受到侧副韧带、交叉韧带起止点及不同胫骨平台切割面松质骨强度改变的限制，单纯采取多切除胫骨、股骨骨质，不能完全解决屈膝挛缩畸形，而更主要依靠后关节囊松解手术，甚至腓肠肌、腘绳肌、腘窝筋膜的彻底松解，手术难度明显增加。另外，术后发生神经、血管牵拉伤、屈膝挛缩复发等，也是值得术前注意并预防的问题。

3.下肢力线与畸形：主要指膝内外翻畸形。这类患者下肢力线不正常，同时伴有关节不稳。人工膝关节置换旨在恢复下肢力线，平衡周围软组织，重建关节稳定性。铰链式膝假体构造本身具有良好的关节对线和内在稳定性，手术比较容易，理论上是治疗严重内外翻畸形的一种合理选择。但鉴于假体松动、后期感染发生率很高，对于这类患者应尽可能采用半限制型甚至非限制型人工膝假体。手术难度也随之加大，主要技术关键在于调整内、外侧副韧带的张力，使之平衡。

4.骨质缺损：是人工膝关节置换术中经常遇到的棘手问题之一，如膝内外翻股骨髁破坏缺损、囊性变、单侧髁发育不良、平台塌陷等，严重者可引起膝周软组织附着点骨结构强度减弱，支撑假体的骨质减少；如不能很好解决，则术后易出现应力集中、假体松动现象。骨缺损修复可采用骨水泥充填、植骨、组合式假体和定制假体等方法。根据病变程度及术者经验，在合理评估基础上，术前应做出适当的选择并进行准备工作，尤其是必要的手术器械。

5.骨骼质量：可分为骨质硬化和骨质疏松。骨性关节炎患者，在异常承受应力和磨损最大的部位，发生象牙样变性和增厚。骨质硬化妨碍在假体植入骨床时摆锯的顺利切割，影响切割面平整。同时，受硬化骨质阻挡，骨水泥不能很好地渗注到松质骨骨小梁间区。正常骨切面处松质骨具有良好的可塑性，骨切面略不平整者，在膝关节置换术过程中，通过对覆盖其表面膝假体施加一定的压应力，可实现松质骨与非骨水泥固定型假体表面多孔层的紧密嵌插。局部骨质硬化患者，即使骨切面平整也只能达到骨切面与多孔面的表面贴合而无压配合效应。骨质疏松者术中面临的问题远较骨质硬化者复杂。

首先要求术者十分细心，力求避免因操作可能出现的骨质缺损、骨折等。其次，骨质疏松还影响膝周软组织重建时韧带在骨质附着点的结构强度。就骨水泥固定型膝假体而言，骨小梁间腔隙的增大，有利于骨水泥的灌注而获得良好的假体固定效果，却不利于非骨水泥型膝假体的固定。所以，严重骨质疏松患者膝关节假体以选择骨水泥固定型为宜。

6.局部软组织及血循环：所有手术都会遇到这一问题。之所以在此特别强调，是因为人工膝关节置换患者中，有许多类风湿性关节炎病例，与骨性关节炎不同的是他们除表现上述困难因素外，多伴皮肤抵抗力低、愈合能力差；血管炎引起的皮肤缺血、贫血、低蛋白血症造成局部软组织营养不良，静脉壁脆弱；激素及环磷酰胺、青霉胺等免疫抑制剂的使用，使术后感染率明显升高。

7.患者的心理状况：长期类风湿病变可能导致少数患者心理、精神的改变。这种心理、精神的改变，可能导致术后不配合，功能训练及手术效果不理想，甚至手术完全失败；某些幼年型类风湿病患者尤为严重，这些患者由于从小就患病和存在功能障碍，基本上没有体会过正常和无痛的生活，他们常常被父母劝到医院，而患者本人对手术并不感兴趣，这在术后很难配合艰苦的康复训练，手术效果很难理想。

8.术前 X 线评估：如上所述，膝关节周围骨质疏松、缺损情况是影响 TKA 手术难易程度的重要因素之一。术者应根据膝关节正侧位 X 线片，对此进行认真的术前评估。除此之外，还必须仔细观察关节缘骨赘和后关节囊游离体的生长情况，前者能影响术中膝关节内外侧韧带的平衡，有时也会让术者对截骨面的真实大小产生错觉。关节囊后方骨赘、游离体则能影响术后伸膝功能。在所有术前 X 线评估的内容中，对术侧下肢力线评估是最为重要的内容之一。

TKA 对下肢的力线要求很高。目前一致认为，TKA 术后膝关节应外翻 5°~7°，误差不超过 2°，胫股角（FTA）应为 174°左右。我们建议采用负重位全下肢 X 线检查。根据全下肢 X 线片，术前可以比较准确地计算出股骨髁远端切割平面与股骨解剖轴线间夹角。

临床上更为常用的确定股骨髁远端截骨面角度的方法，是首先画出股骨干解剖轴线 A，经膝关节中心引另一条直线 O，使得两条直线的夹角人为地设定在 83°~85°。直线 O 即为股骨髁远端额状面上的截骨线。这种方法，能保持膝关节 5°~7°的外翻对线。这种方法无须下肢全长 X 线片，常规膝关节 X 线片即可满足需要（显示范围最少也应包括股骨下 1/3 段）。上述两种方法适用于目前绝大部分人工膝关节置换术手术器械，这些器械的特点是要求胫骨平台近端截骨面与下肢机械轴线垂直。但个别器械如 Howmedica 的 PCA 器械要求胫骨平台截骨面与下肢轴线有 3°内翻，与正常解剖相似。

通过术前在 X 线片上绘制股骨髁远端截骨线，可帮助我们事先了解术中股骨内外髁远端骨组织的切除情况。这一点非常重要。现行的股骨定位系统绝大多数采用髓内导向杆定位，有时进杆点、进杆方向有变化，就会影响股骨髁远端截骨面的内外翻偏差。当术者选择较细的导向杆时，上述情况更易出现。因此，如能结合术前 X 线评估，有助于术者更好地掌握术中股骨髁远端的截骨面方向。

分析术前全下肢 X 线片，还能帮助术者判断导向杆在股骨髁间窝处的入点。正常股骨干有一向前外侧方的弧度。术者可根据此弧度的大小，相应地将进杆点适当向股骨髁间窝前外侧移动。胫骨近端截骨面与胫骨力线垂直或内翻 3°，虽然术中胫骨、内外踝等位置明显，但是由于胫骨上端有时存在内翻畸形，长期会出现踝关节代偿性外翻改变，这使得术中定位和术中胫骨近端截骨面位置有时并不容易掌握，甚至有经验的医师也会有误差。术前通过膝关节线片对胫骨平台侧进行分析，不仅在于分析截骨平面位置高低，还要注意一般髓外定位是否可靠，必要时还要进行胫骨的髓内矫正。

五、手术方法

目前假体外形尽管存在许多差异，但基本设计原则和材料结构却差异不大，只要手术技术得当，大多疗效满意。正如前文已经强调过，人工全膝关节置换术所允许的误差范围很小，5°的误差即可使术后效果很不可靠。另外，即使假体位置正确，还需要保证膝关节屈伸状态下的侧方软组织平衡。

许多专家指出，软组织平衡是膝关节置换术成功与否的关键操作之一，必须予以充分的重视。由于术后延长制动时间和肌力训练并不能纠正软组织的失衡，因此软组织平衡完全取决于手术本身。不管采用何种膝关节假体，人工膝关节表面置换术的基本操作原则是一样的，只是各种器械的使用方法有所不同。从手术的角度来说，最容易的病例是那些只有关节面破坏而关节对线正常、韧带结构完整、骨质坚强而且无缺损者，本章手术方法是以此为基础进行论述。

（一）一般原则

总的来说，人工全膝关节置换术对应该注意：①假体大小应尽量符合患者的实际解剖；②术中使用定位器械，保证假体精确对位；③保证软组织平衡，不能为矫正软组织畸形而过多切除骨质，术后膝关节应外翻 5°~9°；④骨质切除后，膝关节屈伸位骨断面间隙应对称；⑤假体植入后，关节屈伸位均稳定，胫股和髌股关节运动轨迹良好；⑥平台假体后倾 3°~7°；⑦股骨假体中立位，或根据髌骨外侧支持带紧张程度调整为外旋 3°~5°；⑧类风湿病例常规置换髌骨关节面；⑨骨质缺损处尽量用植骨块充填；⑩骨质疏松患者要防止术中发生骨折；⑪缩短手术时间，减少手术室人员流动，减少感染机会；⑫采用现代骨水泥技术。不同患者术前情况和术中所遇到的问题各不相同，针对这些特殊问题还应给予相应的处理。

（二）一般方法

严格的术前皮肤准备，提前 1~2 天开始抗生素静脉预防注射，超净层流手术室及术无菌操作等，对防止和减少手术后感染非常重要。

1.手术入路

（1）皮肤切口：常用的人工膝关节置换术手术入路皮肤切口包括膝正中切口、偏内侧弧形切口和偏外侧弧形切口。其中，以膝正中皮肤切口最为常用，自髌上缘以上 7.5cm 处至胫骨结节内侧做膝关节前正中皮肤切口。此切口较弧形切口瘢痕小，术后一旦出现皮肤感染或愈合问题，不易直接与关节囊相通。

正中切口尤其适用于肥胖患者的手术显露。如果局部有陈旧的切口瘢痕，宜采用原切口，或向近、远端延伸旧切口。这样不但能够提供很好的关节暴露，而且避免造成新旧切口之间血运较差的"皮桥"，影响皮肤存活。如原有切口瘢痕横行，仍可采用前正中切口，一般不会增大瘢痕。由于膝关节浅在，表层只覆有皮肤和少量软组织，组织愈合又常受到全身疾病或免疫抑制剂的影响，因此术中夹持皮肤及皮下组织时应轻柔。此切口关节暴露比较满意，除非患者特别肥胖、皮下脂肪过多，否则一般不需要过多剥离皮下组织，以免出现术后皮瓣坏死及感染，影响伤口愈合及术后功能锻炼。这一点对类风湿性关节炎患者尤其重要。

（2）关节囊切口：切开皮肤、皮下组织及深筋膜浅层，于深筋膜浅层与其深层间进行剥离，剥离范围不宜过大，应层次正确，手法轻柔，严禁钳夹皮肤。关节囊入路也有几种方式，各自有优缺点。其中以内侧髌旁入路最为常用。

①内侧髌旁入路，自切口上端向下，在股四头肌腱中内 1/3 沿纵轴切开股四头肌联合部分，至股内侧肌髌骨止点附近绕向髌骨内缘（注意保留髌骨内缘少许髌腱组织，以便术后缝合关节囊），向远端沿髌韧带内缘延至胫骨结节内下缘，打开关节腔。该切口又称 Von Langenbeck 入路。然后向外翻转髌骨，暴露整个膝关节前部，必要时可切除髌下脂肪垫。屈膝90°，松解内侧关节囊胫骨附着部，切除内外侧半月板，凿除胫骨平台边缘增生骨赘，这在膝内翻畸形伴有骨性关节炎的患者尤为重要。切除前交叉韧带，充分暴露膝关节腔。修整股骨、胫骨及髌骨关节面边缘，咬除骨赘，如果滑膜增生严重，尽量予以切除。该入路被认为是最经典的膝关节置换术的手术入路，至今仍为大多数骨科医生所采用。优点是能提供良好的暴露，并很少有胫骨和股骨的并发症，手术难度小。然而这种入路的髌股关节并发症的发生率为 5%~30%，包括髌骨半脱位、脱位及血运受损造成的骨折等，其中较为引人注意的术后髌骨半脱位发生率为 10%。众所周知，以上并发症主要源于此入路需切开股四头肌腱的内侧 1/3 而破坏了伸膝装置，并且在不得不行外侧膝关节囊松解时又损害了髌骨外侧的血运（内侧血运在切开内侧关节囊时已破坏）。基于以上几点，还有以下几种关节囊入路可供参考。

②正中入路：切口起自股四头肌腱顶部，经股内侧肌腱髌骨止点的边

缘跨过髌骨，至髌骨结节内侧 1cm 处，然后自髌前将附着于其内侧的髌腱以及髌骨结节的部分骨膜剥离，使胫骨骨膜、鹅足止点及部分髌腱相延续，保证术后关节内侧的稳定性。这一入路的优点在于：对于膝关节近乎强直的患者，可以避免胫骨结节撕脱骨折；即使发生撕脱，由于髌腱仍和部分胫骨骨膜相延续，可重新固定。缝合关节囊时，由于骨膜上附有鹅足纤维，可免于缝线撕脱，因此术后关节稳定性好，关节囊愈合较快。缺点是术中关节腔暴露效果欠佳。

③经股内侧肌下方的关节囊入路（又称 Southern 入路）：将股内侧肌向外翻转，在股内侧肌平面以下邻近髌骨处及股骨内侧处进入关节囊。首先确定深筋膜层，并将深筋膜层与股内侧肌肌周筋膜钝性分离。向前牵拉股内侧肌肌腹，确定其在内侧髌旁支持带的腱性移行部分。在保持肌腹有张力的情况下，"L"形切开关节囊。向外侧翻转髌骨，逐步屈膝，暴露关节腔。在术后做关节囊缝合时，应先在近端关节囊切点缝合一针作为对合点，以保证关节囊能解剖复位闭合。

该入路的优点是：A.保持伸膝装置的完整性，能更加准确地判断髌骨滑行轨迹和外侧关节囊松解的必要性，避免了关节切开处伤口开裂造成髌骨半脱位的可能。另外，若有皮肤感染，因有股内侧肌保护，感染不易向深处扩散。B.髌骨血运损伤相对较小。保留股内侧肌与伸膝装置的连接，也就保留了膝上动脉的髌骨上半部血供。C.技术容易掌握，不增加手术时间。其相对禁忌证及缺点是：不适用于人工膝关节翻修术以及既往有关节切开手术史和肥胖患者。在这些情况下，陈旧的手术瘢痕或过于肥厚的软组织将影响髌骨翻转，妨碍手术操作。

④经股内侧肌入路：这种入路与经股内侧肌下方入路稍异，其特点是兼有髌骨翻转容易及髌股关节稳定良好的特性。缺点是术后疼痛症状较为明显，股四头肌功能恢复、髌股关节稳定性均较经股内侧肌下方入路要差些。

⑤V-Y 形入路（Coonse-Adams 入路）：首先采用正中关节囊入路，然后从股四头肌腱近端与原切口成 45°角切开股外侧肌腱和髂胫束上部，至膝外上动脉附近（注意保护此动脉），适用于股四头肌长期挛缩、屈曲严

重受限的膝关节，有些再次置换的患者亦须采用此入路。可避免髌腱在胫骨止点处的撕脱，导致术后伸膝功能受限。

此入路的优点是：A.股内侧肌腱与胫骨的联系完整，缝合后关节内侧稳定；B.只需缝合纵行的关节囊切口及髌腱的顶部，而斜行的切口只需根据髌股关节的对合情况做部分缝合，对于髌骨外侧脱位或半脱位的患者能起到外侧松解的作用。但术后早期由于股四头肌乏力会出现伸展受限，影响术后功能锻炼，经过专门训练一般可在 6 个月后才能恢复正常。

⑥外侧髌旁入路：尤其适用于有膝外翻的病例。对这类病例如采用经典的内侧髌旁入路，结合广泛的外侧关节囊松解，包括髂胫束、外侧副韧带、腘肌腱等，很易造成髌骨及伤口周围皮肤血运受损，增加关节不稳定性。另外，膝外翻患者常合并胫骨外旋，内侧入路使收缩的关节囊后外侧角更加远离手术区域，影响术中操作。

外侧髌旁入路优点是将关节囊切口合二为一，减少了对髌骨血运的不利影响。在操作过程中，股四头肌腱内移造成胫骨内旋，从而使得挛缩的关节囊后外侧角前移至手术野，方便局部软组织的松解。做关节囊外侧切开，切口旁开胫骨结节 1.5cm，远端止于胫骨结节以远 5cm 处。截除胫骨结节并连同髌骨一起内翻。随后的手术步骤可简单分为三步：A.松解髂胫束。在胫骨 Gerdy 结节处骨膜下掀起髂胫束等软组织。B.松解外侧副韧带、肌腱。屈膝 90°，在股骨外髁处，将外侧副韧带和腘肌腱从骨膜下掀起。C.切除腓骨头。屈膝 90°，将腓骨头的全部骨膜掀起，然后切除腓骨头，关节外上方暴露十分清楚。每行一步后，给患膝一定的内翻应力，患膝应恢复至 0°，撤除外力后弹回至外翻 5°~8°位。达到此标准，才继续进行下一步操作，这样可避免不必要的外侧松解，保持关节稳定性。在关闭关节囊时，可用扩大脂肪垫法来修补髌骨外侧支持带缺损。在内缘切开脂肪垫，脂肪垫外缘仍与髌韧带相连，向上及向下切开脂肪垫，将髌骨恢复原位，将切开的脂肪垫与周围的外侧支持带缝合。该入路不足在于手术技术要求高，并且由于胫骨结节靠外侧而使髌骨内翻较为困难。但权衡利弊，在有严重膝外翻的病例中，利仍大于弊。

（3）病变关节面切除：膝关节病变关节面切除是人工膝关节表面置换

术成功最关键的步骤，必须严格按照膝关节正常轴线和生理角度进行操作。

①导向系统：要获得良好的 TKR 术后临床效果，术中假体放置的位置就必须准确，这一点已被大家所公认。膝关节假体种类繁多，且多有配套手术器械。但从定位方式上来看，手术器械基本上可分成髓内定位系统和髓外定位系统两大类。

②股骨髁假体定位系统：目前采用最多的是髓内定位系统。这种定位方式准确性高、重复性强，其准确性能明显高出髓外固定系统，且不需术前或术中进行 X 线定位。97%的病例定位误差在 4°以内，误差在 2°以内的达 86%。股骨髓外定位系统的导向杆近端在股骨头中心点定位上的内外 1cm 偏差，即可造成股骨髁远端切割面 1°~2°的内外翻改变。髓内定位系统则可大大减少这一误差。因此，股骨髁假体髓外定位系统目前只用于下列情况，即股骨骨折异常愈合、骨髓炎、Paget 病、既往有同侧髋关节置换术史、仍有内固定装置等，这些情况可因股骨干生理弧度异常或髓内金属装置阻挡，使得股骨髁假体髓内定位系统无法应用。采用髓内定位系统时，必须找到股骨髁中心点，把股骨髓腔轴线导向杆准确地插入股骨髓腔正中，这点非常重要。这样做看起来很容易，但当股骨髁骨质增生，髁间窝被赘骨充满，或者股骨髁有破坏缺损时，就必须将赘骨凿除，或进行校正后才能准确定位。另外，股骨髁中心点多不在髁间窝正中，而是略偏外侧 5mm 左右，在后交叉韧带止点的上方。注意股骨髓腔轴线导向杆在股骨髁入杆点的内外侧偏移，也同样会导致切割面的内外翻偏差。确保髓内导向杆准确性的前提是导向杆近端必须接近股骨干狭部，并且杆本身不出现折弯现象。

③胫骨假体定位系统：此系统目前仍存有争议。髓内定位系统组件简单，操作方便，定位过程不受踝关节异常情况（如畸形、肿胀等的干扰），因此在准确性和重复性方面要优于髓外定位系统。但尽管如此，髓外定位系统仍是目前大多数类型胫骨平台假体所采用的定位方法。其理由是：A.胫骨结节、胫骨嵴和踝关节都是在术中容易触及的解剖定位标志，它们可很好地成为髓外定位系统的参照体。B.髓内定位系统会增加术中出血，脂肪

栓塞和破坏髓腔结构。C.胫骨骨干向前呈弓形突起，也影响了髓内固定系统的放置。D.尽管髓外定位系统在准确性、重复性方面不如髓内定位系统，但由于髓外定位系统的简单易行和并发症少，绝大部分手术医师仍首选髓外定位方法。

选择胫骨假体定位系统，应具体情况具体分析，临床医生应十分清楚两类定位系统各自的优缺点和适应证，针对具体患者，选择合适的方案。并非有了导向系统，就一定能够保证假体的准确安置。事实上，由于髓内导向系统潜在的导向杆入点内外、前后偏移以及不同医生对髓外定位系统的视觉误差，即使采用同一定位系统，不同医生使用的结果也会有所差异。有时同一位手术医生对同一位患者的双膝手术时，如果不注意这些误差，也会出现偏差。对此，医生必须引起重视，术中不能机械性地完全依赖定位系统来作假体定位。

④股骨髁切割与假体安置：原则上，股骨髁骨切除厚度应与所置换假体对应部位厚度一致，以不改变术后关节线位置及周围韧带的张力。

⑤股骨髁远端切割方向：多数膝假体要求其胫骨近端截骨线与下肢力线垂直（这也是许多医生喜欢采用的切割方式），这样术后膝关节外翻角度的大小完全由股骨髁远端骨截面的角度所决定。目前一致认为人工膝关节置换术后膝关节应外翻5°~7°，误差不超过2°。由此也就推算出正常股骨髁远端切割线应与股骨解剖轴线成83°~85°角，即截骨线外翻5°~7°，误差同样不超过2°。我们知道，多数情况下（70%），正常的胫骨平台与下肢力线呈3°~5°内翻。少部分假体如PCA型假体及配套器械等，在假体设计上考虑了这一因素。使用PCA型假体手术器械，要求术后胫骨平台假体安置在3°内翻位（模拟正常膝关节解剖）。此时，股骨髁远端截骨线应与股骨解剖轴成80°~82°角。

⑥股骨髁远端骨质切割厚度：一般情况下，要求切除骨组织的厚度与替代假体厚度对等，假体置换后，不改变膝关节线位置。股骨髁远端骨组织切除范围受内外侧副韧带止点的限制。如过多切除股骨髁远端骨质，即股骨髁假体偏近端放置，伸膝间隙大于屈膝间隙，引起膝侧副韧带伸膝位时松弛，屈膝位时紧张，这样造成膝关节屈伸过程中韧带不稳定现象。另

外，还会造成术后肢体短缩，伸膝装置相对延长，伸膝乏力。此时单纯采用加厚的聚乙烯衬垫固然可以纠正伸膝位的韧带松弛现象，但会妨碍膝关节屈曲。

如果股骨髁远端骨组织切除过少，即股骨髁假体偏远端放置，则会出现相反结果，情形类似于股骨髁假体向前偏置。股骨髁远端骨组织的切割厚度是决定膝关节置换术后关节线高低位置的唯一因素。

⑦股骨前后髁切割：股骨髁假体旋转对线直接影响屈膝时膝关节的内外翻稳定性以及髌骨滑行轨迹。大部分现代人工膝关节置换术要求将股骨髁假体放置在轻度外旋位，与股骨内外后髁连线成3°~5°角，原因是正常胫骨平台有3°~5°的内倾。而目前大部分膝置换要求术后平台假体与胫骨纵轴垂直，因此如果相对应地将股骨髁假体安置在外旋3°~5°位置（胫骨平台假体也随之适当外旋），即多切除一些股骨内侧髁后方的骨质，可保证术后屈膝位时膝关节内外侧间隙的对称和内外侧韧带的稳定。相反，当股骨后髁内外侧骨质对称切除，切出的屈膝位关节间隙将呈梯形，假体置入后，屈膝位外侧副韧带较为松弛，关节外侧不够稳定。

另外，一个非常重要的原因是，适当外旋股骨髁假体，也使得髌骨滑槽向前外侧旋转，膝关节"Q"角减少，也就减少作用于髌骨的外侧牵拉力量，有利于屈伸膝关节时，髌骨在滑槽内的上下移动。因而减少髌骨向外侧脱位的倾向。对某些股四头肌外侧支持带轻度紧张的病例，就不必要采用外侧支持带的松解手术，进而减少了髌骨缺血、坏死的发生率。

判断股骨髁假体的外旋程度有三种方法：A.最为常用的参照体是股骨内外后髁连线。但在膝外翻病例，外侧髁的正常解剖结构往往遭到破坏，变得较小，此时股骨内外后髁连线本身异常内旋，如仍以此为参照，会导致术中股骨髁假体位置异常内旋，即股骨髁假体的髌骨滑槽内移，造成术后髌骨向外脱位及外侧应力集中等并发症的高发现象。因此对膝外翻病例，宜采用下两种方式来确定髁假体外旋程度。B.股骨髁前后向轴线（AP），即髌骨滑槽最低点与股骨髁间窝中点的连线。该线条在术中容易确定。C.股骨内外上髁连线。在实际操作中，由于髌骨、韧带和脂肪等组织的阻碍，准确定位内外上髁的最高点有一定困难。当然，在股骨髁前后均有严重破坏的前提下（类似于膝关节翻修术），该连线可能成为唯一的可参照依据。理论上讲，在胫骨平台截骨面必须垂直胫骨纵轴的前提下，平台骨组织的切割情况决定了股骨髁假体的内外旋方向及程度。例如，胫骨平台内翻的患者，股骨外侧髁后方骨组织切除量宜相对减少，即股骨髁假体置于外旋位。相反，当胫骨平台处于外翻位时，要求股骨髁假体应内旋位放置。

因此，股骨髁内外旋程度反映了胫骨平台的内外翻情况。但在实际操作上，膝外翻一定会造成外侧髌骨系带紧张，如果再将股骨髁内旋安置，股骨髁假体的髌骨滑槽移往内侧，则会进一步加重髌骨外侧半脱位、脱位的倾向。

因此，综合考虑，即使对膝外翻患者，临床上也应将髌骨置于轻度外旋位。当然，股骨髁假体外旋程度也有一定的范围限制，外旋不应超过5°。实验表明，当股骨髁假体外旋达到8°时，会出现膝关节内外旋失衡，屈膝超过45°时这种现象更为严重。由于股骨髁假体过度外旋，即过多地切除了股骨内髁后方骨质和较多地保留股骨外髁后方骨质，造成屈膝时外侧副韧带、腘肌腱紧张、内侧副韧带松弛，使得屈曲位关节的侧方稳定性下降。正常情况下的腘肌腱起着使胫骨内旋的作用，其过度紧张势必造成屈膝过程中，膝关节外旋运动受阻，从而影响膝关节屈曲功能。

另外，相对于股骨髁外旋，股骨、髋关节处于内旋状态，这对同时伴有髋关节病变者（如骨性关节炎），会加重其髋关节症状。切除股骨前髁时，要求最终的前髁切割面与股骨干远端前方骨皮质相平齐。注意务必小心使用摆锯，避免因切割平面不当造成的股骨皮质切迹状损伤，从而预防术后假体上方出现股骨髁上骨折。

⑧股骨髁假体的内外安置：在不影响与平台假体关节面对合关系的前提下，将股骨髁假体适当向外侧偏置，有助于减少髌骨外侧系带紧张度及髌骨外侧脱位的倾向。

⑨股骨髁假体前后安置：股骨髁假体偏前放置，可引起伸膝装置相对延长，不仅影响屈膝，也容易造成屈伸过程中股骨髁假体前翼顶端与髌骨之间的撞击和磨损，还会出现屈膝间隙大于伸膝间隙，使得屈膝位侧副韧

带松弛，关节不稳，伤口闭合困难。置入厚聚乙烯衬垫，虽然能恢复屈膝位韧带稳定，但造成伸膝功能受限。股骨髁假体偏后放置，则引起完全相反的结果。

⑩矢状面上股骨髁假体与股骨干的前后倾斜问题：要求股骨髁假体放置在前后倾斜中立位。判断股骨锻假体的前后倾斜程度一般以股骨干远三分之一作为参照，当股骨髁假体远端关节面垂直于远三分之一股骨干轴线时，表示股骨髁假体处于倾斜中立位。当股骨髁假体处于过度后倾（向后成角）时，假体前翼顶端会嵌入股骨干前皮质，术后容易出现股骨髁上骨折。轻度的股骨髁假体前倾（向前成角）很少会引起临床症状，但过度前倾时，会出现术后伸膝受限。另外，易出现股骨髁假体前翼边缘与股骨干接触不紧密的现象。因此，在伸膝过程中，有可能出现假体髌骨滑槽下缘与聚乙烯平台中央棘以及假体前翼顶端与髌骨假体的撞击，不仅会加重磨损，还有可能造成伸膝位关节稳定性下降，甚至出现髌骨的弹跳伴弹响现象。

在具体操作上，股骨髁切割、假体安置远较胫骨、髌骨复杂，后两者截面单一，而股骨髁却有远端、前、后及两斜面共5个骨截面，其中只要有一个不正确就会影响假体的安置。特别是当术者所采用的是非骨水泥生物固定型假体时，这种误操作带来的结果将是灾难性的，假体多孔面无法与松质骨紧密贴合，骨组织无法长入假体多孔层从而起到生物固定的效果。股骨髁远端松质骨无法与假体贴合，或与假体内外侧贴合不对称是术中较常出现的现象，原因多是由于股骨髁远端骨组织切割面的不平整，股骨内外髁1mm的切割偏差可相当于术后膝关节增减1°的内外翻角。为避免上述问题，要求术者在进行股骨髁远端多平面切割时，一定要严格执行所选择手术器械的操作步骤，对完成的每一个骨截面均应仔细检查其平整性，如果其中一个截面有问题，则应重新采用导向、定位器械，对包括该截面在内的所有5个截面再一次进行新的切割定位。

（4）胫骨平台切割与假体安置

①胫骨平台假体的由外翻：正常胫骨平台与下肢力线呈3°~5°内翻。胫骨平台近端病变关节面的切割可有两种方式，第一种是切割面与胫骨关

节面平行，同样与下肢力线呈 3°~5° 内翻，内外侧平台骨组织切除量相等。第二种是胫骨切割面与胫骨纵轴垂直（这是目前最为广泛采用的一种切割方式），外侧平台骨组织切除量要多于内侧平台。具体采用何种切除方式，应根据手术器械、人工假体类型以及医生对手术器械的熟悉程度来决定。

不论采用何种方式来切割胫骨近端，对应的股骨髁切割必须与胫骨平台切割方式相一致（注意，是胫骨平台中心与距骨中心的连线构成了力线，而距骨中心在内外髁连线中点的偏内侧）。因此，在使用胫骨假体髓外定位系统时，不要将导向杆远端对准在内外髁连线中点上，而应稍偏内侧，否则切出的胫骨近端截骨面容易内翻。作者也确实发现，临床上最常犯的胫骨近端切割错误是过度内翻而不是外翻，也为众多的临床随访资料已经证实。同样程度的平台内翻所造成的后果要远远超过平台外翻者。

如平台内翻超过 5°，则随后内侧平台下方出现骨组织 X 线透亮区的概率是平台正常放置者的 6.7 倍。为避免平台假体内翻，作者更倾向于第二种方式的胫骨近端截骨，并认为如果采用第一种切割方式，操作过程务必十分小心，否则术后出现平台内翻的机会会更大。

②胫骨平台骨质切割厚度（即假体远近位安置）：胫骨上端骨质强度较好，承重能力较强。越远离关节线，胫骨骨质强度越小，因此骨质切除过多容易引起术后假体下沉松动。另外，后交叉韧带在胫骨后方的止点较为靠近关节面，胫骨近端切除过多，也会影响后交叉韧带的附着。因此，一般胫骨平台骨切除控制在 8~12mm，并要求替换之胫骨假体与切除骨组织厚度相等。目前临床较多采用的聚乙烯厚度多为 7~9mm，加上聚乙烯垫金属托及骨水泥固定层厚度，一般假体替换厚度在 8~12mm。在实际操作中，往往为尽可能保留胫骨近端高强度的骨质，有些术者喜欢减少胫骨近端的骨切除量，这样会使得替换假体相对过厚，无形中增加了关节线与胫骨结节距离，髌韧带受牵拉，移向关节线，使髌骨位置下降，进而增加髌骨假体的磨损。

③胫骨平台假体前后安置：合理的情况是，胫骨平台假体能完全覆盖胫骨近端截骨面，不存在前后、内外偏移余地。但由于厂家提供假体尺寸毕竟只有数种，而人体平台实际数据变化较大，因此出现这种情况也并非

少见，尽管可供假体前后、内外移动的范围可能会非常有限。但如果出现胫骨平台假体前后径略小于胫骨平台实际截骨面的情况，作者倾向于将假体略向后放置，但绝不超过胫骨平台骨皮质边缘。理由是胫骨后方骨组织强度较前方大，平台假体略偏后放置，可获得类似于胫骨结节前移的效果。这样能减轻术后髌股关节间压力，减少聚乙烯髌骨假体磨损。如果过度偏后，超出胫骨皮质，则会造成后十字韧带的磨损，甚至长期磨损而断裂。

④胫骨平台假体内外安置：事实上，要是尺寸合适，胫骨平台假体内外移动余地同样非常小。假如存在这种可能，作者认为有下列两种方式可供选择：①将胫骨平台假体偏外侧安置，以获得类似于胫骨结节内移的效果，减轻术后髌骨外侧半脱位倾向。但要注意，大部分可供临床选用的胫骨平台假体为内外侧对称型，而实际胫骨平台外侧部分要小于内侧部分，因此在外移平台假体时，应避免出现平台假体外侧部分前后缘超出底下的胫骨皮质缘的现象。②在伸膝位状态下，依据股骨髁假体的位置来确定胫骨假体的内外侧位置。

⑤胫骨平台假体前后倾斜：正常胫骨关节面有一向后倾斜角度，为5°~10°，因此要求术后假体关节面同样后倾5°~10°，以有利于膝关节屈曲功能。有些胫骨平台假体本身带有后倾角，此时只要求胫骨近端截骨面垂直胫骨纵轴即可。对不带后倾角度的平台假体，则要求胫骨近端切割面后倾5°~10°。后倾角度不应超过10°，否则易伤及胫骨止点处的后交叉韧带。如术后平台假体没有后倾，甚至出现前倾，那么膝关节屈曲范围就会受到限制，而且平台假体前方应力过分集中，假体容易加重磨损和松动。

⑥胫骨平台假体内外旋转：通常有两种方法来确定平台假体的旋转对位。第一种方法较为简单，只需在术中直接将平台前缘中央对准胫骨结节内侧的1/2，即可定位。这种方法十分机械，缺乏灵活性。第二种也是目前最为流行的方法（也可称为自行定位法），是以股骨髁假体为参照来确定平台假体的旋转程度及方向。首先确定股骨髁假体的位置，然后安上试模，屈伸膝关节，根据股骨髁假体的旋转方向及程度，判断胫骨平台的旋转对位，并在胫骨前皮质处做好标志，以供安假体时参考。多数情况下，

胫骨平台外旋 3°~5°可减小"Q"角，减少牵拉髌骨外侧偏移的力量。如果两者旋转程度不同甚至旋转方向相反，则会造成两者关节面在术后膝关节屈伸过程中失去协调性，并影响髌股关节的正常对合。在同侧髋关节功能基本正常前提下，上述股骨髁、胫骨平台假体外旋 3°~5°，并不会引起术后行走时膝、踝和足的外旋。由于同侧髋关节的代偿性内旋，保证了术后下肢力线正确。

在具体操作上，为充分暴露胫骨关节面、方便手术操作，可极度屈膝，类似前抽屉试验将胫骨近端拉向前方。胫骨近端周围有许多软组织，做胫骨近端截骨时，应特别小心避免锯片损伤侧副韧带、髌韧带及后方腘动静脉等结构。有时由于锯片较短或本身胫骨平台较大，再加上胫骨平台切模的阻挡，对胫骨平台外侧骨质的切除有一定困难，这时术者可卸掉切模，根据自己对已完成的内侧平台骨截面的手感，直接切割。用宽骨凿插入胫骨近端骨截面，向上橇拨并用巾钳或有齿血管钳钳夹截骨块，向内或向外旋转牵拉，用电刀紧贴骨块后缘，切断附着的软组织，完整切除胫骨近端截骨块。胫骨平台切割时容易损伤后交叉韧带，如平台切割过厚（超过 1cm）、截骨面过度后倾或锯片过度后伸等情况，严重者会造成后交叉韧带的断裂，为此当选用保留后交叉韧带型膝假体时。特别要重视术中的预防，必要时应保留平台后缘后交叉韧带附着处的骨组织。

为减少胫骨近端骨组织不必要的过多切除，切骨前必须首先平衡膝周软组织。胫骨近端病变关节面切除是人工膝关节置换术中技术要求较高的关键步骤。

（5）髌骨切割与假体安置：髌骨置换术后并发症与很多因素有关，包括适应证掌握是否得当，假体选择是否合理以及手术技术准确程度等，其中手术技术更为重要。与胫骨、股骨髁关节面切割不同，前者目前已有准确度很高的手术器械和技术，髌骨关节面的切割现仍主要依靠医生的经验和手感。

在切除髌骨病变关节面之前，首先用咬骨钳清理髌骨周缘骨赘、滑膜等组织，以防止术后这些组织嵌入髌股关节，引发膝前疼痛等症状。翻转髌骨，用电锯从髌骨内侧缘向外侧缘方向切割髌骨。正确掌握髌骨骨质切割厚度、髌骨截骨面内外翻及前后旋转度，是手术成功的关键所在。切割过深，会使术后残留髌骨骨床过少，容易出现髌骨骨折，伸膝位关节前后稳定性受损。切除过少，则会增加置换后的髌骨厚度，前移伸膝装置，影响屈膝范围，切口缝合困难；更重要的是增加髌股关节压力，不仅加重聚乙烯磨损，术后髌骨容易脱位，还能造成残余髌骨床的应力，造成后期骨床的骨折倾向。因此要求置换后髌骨厚度与切除前的髌骨厚度相等。在切除髌骨病变关节面时，难度最大的是对髌骨截面的内外侧和前后侧倾斜度的掌握。一般来讲，切割方向可参照髌骨前方皮质或髌骨关节切线面（指的是该截面既能切除髌骨内外侧所有关节面，又能最小限程度地牺牲骨组织）。

大部分情况下这两参照面互相平行。因实际操作过程中，髌骨处于翻转状态，术者无法直接观察到髌骨前方皮质的实际走向，因此需要术者在用电锯切除髌骨关节面前后，经常触摸髌骨，感知髌骨厚薄、髌骨前皮质平面的大致方向等，以正确引导锯片的切割。

当髌骨内外关节面不对称磨损时，上述两参照面不再平行而相互交叉，此时应如何准确选择髌骨关节面的切割方向呢？这种情况临床上并不少见。以髌骨外侧系带挛缩紧张引起的髌骨外侧关节面过度磨损为例，在切割髌骨关节面时，如果既要保证其骨截面与髌骨前皮质相平行，又要完全切除髌骨所有关节面，结果肯定会出现髌骨内侧骨组织的过多切除，造成残存髌骨薄弱；反之，切割面过浅，固然有较多的髌骨骨质得到保留，但假体与髌骨外侧关节面间存有空隙，两者无法完全贴合，因而假体也无法获得牢靠的固定。

根据临床经验，作者更倾向于选择髌骨关节面最小截面作为髌骨切割的参照平面。仍以髌骨外侧系带挛缩紧张造成髌骨外侧关节面过度磨损为例，事实上，挛缩紧张的髌骨外侧系带可能在髌骨外侧的过度磨损之后，进一步挛缩而重新达到髌周软组织病理状态下的新平衡。此时，如果仍以髌骨前皮质为参照平面，又刻意保留残存骨量，术后髌骨由术前的外倾位恢复正常，这样反而会加重外侧髌系带的紧张状态，打破原先的软组织平衡，造成髌骨假体外侧关节面应力集中，加剧高分子聚乙烯磨损。而以髌骨关节面最小截面作为参照，不影响外侧挛缩髌骨系带的现有张力，不会加重假体磨损。

另外，从韧带松解角度来看，以髌骨关节面最小截面为参照时，患者即使需要外侧髌系带松解，其程度也会少于以髌骨前皮质为参照者。换而言之，也就减少了髌骨外侧营养血管的损伤机会。至于按这两种参照平面进行髌骨关节面置换的病例，在术后疗效上有无区别，未见专门的文献报道。根据临床经验和现有的文献报道，可以从侧面得到一定的了解。如Ranawat等发现人工膝关节置换术后髌骨假体关节面和髌骨前皮质不平行现象的发生率分别为7%~8%，与术后疗效无相关性。这就提示我们，即使在有髌内外关节面不对称磨损的患者，以髌关节面最小截面为参照施行的髌置换术，并不影响术后的疗效。实际操作中，安置固定髌假体并不困难，关键在于术后髌关节活动轨迹能否恢复正常。这在很大程度上取决于胫、股骨假体的安放位置、有无异常旋转以及髌两侧支持带力量是否均衡等因素。如股骨髁假旋转不正，屈伸膝关节时，髌骨无法在股骨髁髌骨滑槽内正常滑行而是移向一侧，势必影响膝关节屈伸。

至于髌骨假体的安置，与前述的股骨髁、胫骨平台假体类似，也可有多种位置选择。目前大多数临床医生喜欢使用的圆弧形髌骨假体属中心轴对称型，安置这种假体时不存在旋转对位问题；而解剖型髌骨假体要求术中放置位置准确，应与股骨髁滑槽形状相对合，对位不慎，不但使聚乙烯磨损加重，还有可能造成髌股关节运动轨迹异常。

髌骨假体的尺寸应以其能充分覆盖髌骨切割面为宜，这样应力能较为均匀地传递至下方骨组织。但在某些情况下，当髌骨截面面积大于所选择髌骨假体时，一般将圆弧形髌骨假体偏内安置，这样假体顶端（相当于正常髌骨中央嵴）位于髌骨内侧，能更好地模拟正常髌骨关节面中央嵴偏内的解剖结构，同时也使得髌骨外侧支持带相对松解。一般情况下，不必切除髌骨外侧超出假体边缘的多余骨质，以免降低残余骨质强度。安放试模时，屈伸膝关节如出现股骨外髁与髌骨外侧骨质碰撞，则应予以修整，以防术后出现疼痛。

2.膝周软组织平衡：软组织平衡是人工膝关节置换术中最重要的步骤之

一，直接影响术后关节功能和稳定性。要保证术后膝周软组织平衡，术中必须遵循膝关节屈伸位间隙对称的原则。屈伸膝间隙不等，是术中经常遇到的问题，分为两种情况。

第一种情况较为常见，指的是伸膝间隙过窄，小于屈膝间隙，多出现在长期屈膝挛缩畸形患者，或手术操作时股骨髁远端骨质切除过少或内外髁后方骨质切除过多。如减小聚乙烯平台的厚度，可以使得膝关节勉强伸直，但反过来会造成屈膝位关节不稳和半脱位。因此在这种情况下，单纯依靠调整聚乙烯衬垫厚度无法解决屈伸间隙不对称问题。正确的纠正方法是，自股骨远端适当多切一些骨质。

第二种情况，伸膝间隙过宽，大于屈膝间隙。多见于长期伸膝位挛缩、僵直畸形患者，以及股骨髁远端切除过多，或内外髁后方骨质切除过少，前一种原因在临床上更为常见。解决的方法是在股骨远端断面上植骨或加垫片。如加厚衬垫后屈膝受限，则应在屈膝位做侧方软组织松解。正确处理后交叉韧带也是平衡软组织的重要环节。

置入假体试模后，观察后交叉韧带松紧情况。如果屈膝位出现平台假体向前方脱出，或者聚乙烯平台前缘翘起，脱离与下方骨组织的接触，则提示后交叉韧带过紧。后交叉韧带松解术可通过松解其在胫骨止点处的部分纤维来完成，一般切断 10%~20% 即可达到松解效果，超过 50% 后残存交叉韧带容易断裂。

膝周软组织平衡是人工膝关节置换术中最为复杂的手术步骤。当然，在没有膝关节固定性内翻、外翻、屈曲等畸形，术前膝周软组织基本平衡的情况下，遵循膝关节屈伸间隙对称原则，单纯通过调整股骨远端、胫骨近端的骨组织切除量，完全可以起到术后膝周软组织平衡的作用。实际情况往往远非如此，许多病例术前或多或少伴有固定性的膝关节内外翻、屈曲，甚至内外旋畸形，内外侧副韧带或后关节囊等均有不同程度的挛缩或松弛。对这些病例，如发现有膝关节屈伸间隙不对称时，应同时采用调整骨质切除量和软组织平衡两种方法来纠正屈伸间隙的不对称。

如为高度屈曲畸形的患者，在进行骨组织切割前，应首先施行软组织平衡术，必须彻底松解后关节囊，有时甚至需将后交叉韧带以及附着处骨质凿下向后推移，以达到完全松解的目的。从术后膝关节的松紧度来看，应是宜松勿紧。对只有在屈曲位才感紧张的膝关节，可适当增加平台假体的后倾角度。如果关节屈伸过程均感韧带紧张者，可调节聚乙烯衬垫的厚度，必要时调节胫骨近端的截骨厚度。

必须指出的是，从原则上说，保证软组织平衡的客观指征为屈膝位和伸膝位间隙应当一致。

3.试模调试，假体置入：在完成上述股骨髁、胫骨近端及髌骨病变关节面切除后，置入合适尺寸的膝关节假体，判断各部位骨截面是否正确，调试聚乙烯衬垫的厚度、关节前后及内外翻稳定性、膝关节活动范围、下肢力线、胫骨平台旋转定位以及髌骨在股骨髁滑槽内的滑行轨迹等。

正常情况下，力线测定杆应同时通过股骨头、膝关节和髋关节的中心。非骨水泥固定型假体，在试模安装复位调试过程中，要避免骨组织损伤。而骨水泥固定型假体，要求试模假体能较轻松地而不是紧密贴合地置入股骨髁、胫骨近端和髌骨等处切模所设定的位置。

选择厚衬垫，虽然能增加关节侧副韧带的稳定性，但会影响膝关节的屈伸范围，特别是伸膝受到限制。对膝关节屈曲位稳定性良好，主要表现为伸膝受限时，可考虑后方关节囊松解或适当多切除股骨髁远端骨组织。在不缝合的情况下，反复屈伸膝关节观察髌股关节对合情况，注意有无髌骨外侧半脱位倾向，这种情况可见于膝关节外翻、胫骨外旋，以及因股骨前髁、髌骨假体过厚超过对应部位骨切除量所引起的膝外侧支持带紧张等。如果外侧髌骨在没有或仅有轻微压力情况下（指压试验），能够在滑槽内自由上下移动，表明髌股关节对合良好；而当需要较大的外侧压力或需要缝合髌骨内侧支持带方能维持髌股关节对合关系，则说明外侧支持带过于紧张，有可能需要行外侧髌系带松解。当然，通过术中指压试验来确定髌股关节的对合关系也存在缺陷：首先，这是在患者麻醉情况下施行的一种检查，排除了患者正常清醒状态下肌肉组织的动力性平衡因素，因此该方法属静力试验，与术后实际情况会有一定差异；其次，大腿根部的止血带限制了股四头肌舒张收缩运动，因此也会对指压试验带来不利影响。手术开始后即过屈膝关节，在股四头肌得到充分拉伸的情况下，再进行大腿根部止血带充气，或者做指压试验时，完全放松止血带，可减少该试验的误差，使之更加准确。

外侧关节囊的松解方法。向外侧翻转髌骨，用手指触摸髌外侧系带，在软组织最紧张处，纵行切开外侧关节滑膜、髌系带和髂胫束。松解程度根据患者实际情况有所不同，个别患者甚至需要从胫骨 Gerdy 结节至股外侧肌的大范围松解。松解术中尽可能避免损伤髌骨外侧上下营养血管，减少术后髌骨缺血性坏死可能。

经检查，下肢力线、关节稳定性满意后，取出膝关节假体试模，用脉冲加压冲洗枪冲洗关节，尤其是松质骨断面，清除脂肪、血凝块、骨碎屑等，然后局部擦干。真空泵搅拌骨水泥，先后置入胫骨平台、股骨髁及髌骨假体，紧密加压，使假体、骨水泥及松质骨之间紧密贴合。在骨水泥凝固前，迅速清理溢出的骨水泥。膝关节后方骨水泥碎屑最不易清理，因此置入胫骨平台后，首先要刮除平台后方溢出的骨水泥。骨水泥不应直接涂抹在股骨髁松质骨断面，否则，在安置、打入股骨髁假体时，位于股骨髁前后方的多余骨水泥因受置入髁假体前后翼的推挤，移向股骨近端。而股骨髁后方，局部手术视野十分有限，再加上附近有较多重要的神经血管通过，骨水泥清理工作会变得十分困难。因此，置入髁假体时，应将骨水泥涂抹在假体上。

与普通骨水泥相比，低黏度骨水泥具有良好的松质骨渗入作用，有些学者喜欢用于胫骨假体固定。这种骨水泥混合搅拌 1.5~3 分钟即可使用，其凝固时间相对较长，使用起来比较方便。但这种骨水泥凝固早期流动性较好，不适用于股骨髁假体固定，以免影响随后对残余骨水泥的清除。术者可根据具体操作需要和临床经验，一次骨水泥搅拌同时完成股骨髁、胫骨平台及髌骨假体的置入，也可分次骨水泥搅拌、分次完成假体各部件置入。

在置入假体后的骨水泥凝固过程中，可伸直下肢，由足跟向近端纵向挤压膝关节。这样既能保证置入假体在骨水泥凝固过程中力线保持正常、位置没有变动，又能进一步使多余骨水泥溢出和骨水泥深入松质骨间隙，加强术后固定效果。实际操作中，应注意用力得当。许多患者术前有不同程度的屈膝畸形，因此有些术者在伸膝位挤压下肢时，还喜欢向下按压膝关节，用力不当会出现股骨髁、胫骨假体后缘翘起。患者有严重骨质疏松或者用力过度时，还可出现平台前缘下沉。

骨水泥凝固后，再次检查假体周缘有无多余溢出的骨水泥，必要时用小骨凿凿除。松解止血带，彻底止血。常见的出血点多在膝关节后外侧角的腘动脉外侧分支、后交叉韧带胫骨附着点周围小血管、髌骨外上方血管等处。屈膝35°做切口缝合，此时前关节囊较为松弛，缝线张力小，可避免缝线撕脱。要求完全闭合关节囊，不留任何通道，必要时可行腓肠肌瓣移植覆盖。逐层缝合，关闭皮肤。大块敷料加压包覆切口。